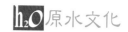h₂O 原水文化

眼癒力

中醫眼科診治照護，
治療+保健一次看明白

最新
增訂版

台中市祥峻中醫診所副院長
林佑彥 中醫師◎著

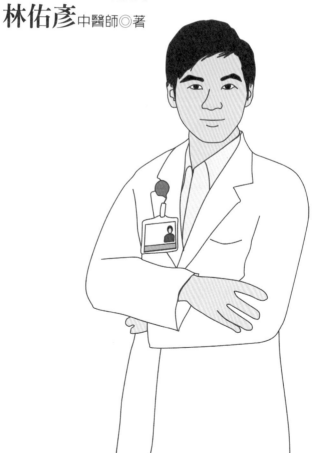

CHAPTER 1

眼部疾病的中醫個人化治療策略方針

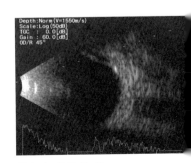

眼部超音波檢查。

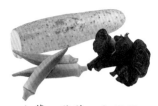

山藥、秋葵、木耳能減少虛熱產生並滋潤眼睛。

CHAPTER 2
👁 中醫看常見的眼部疾病

CHAPTER 3
👁 兒童常見眼部疾病，中醫保健

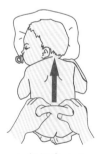

小兒捏脊方向

CHAPTER **4**

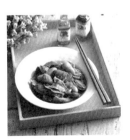 眼病患者的中醫日常保健・飲食指南

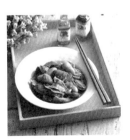
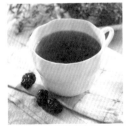
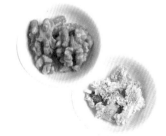

吃對食療才能保養眼睛。

CHAPTER **5**

◉ 視力保健迷思 Q&A：不良生活習慣，傷害眼睛？

CHAPTER **6**

◉ 全新增訂 20 個日常生活眼睛保養 Q&A

〈推薦序 1〉
深入淺出介紹中醫治療眼疾的專業書籍

王永福‧《上台的技術》、《教學的技術》作者

在工作與生活中，我並不是一個追求速效的人。有些緊急的事情，當然我會用最快的方法儘快處理，但是許多我過去有的好作品，都是慢慢用時間累積而來的。別人房子只要裝潢半年，我會花 2 年半仔細規畫做好，出書也是花了幾年的時間去堆疊想法，每本書都破 10 萬字；甚至在教學上的鑽研，也是以 10 年為單位，仔細地把一門課上好。時間的累積，是我能有一些工作成果的重要關鍵。

遇見佑彥醫師是在《寫出影響力》教室裡，雖然先前他早已寫了許多中醫眼疾相關的文章，但仍想持續學習，讓自己的專業透過文字能更有影響力。記得我問佑彥醫師的第一個問題是：「關於眼睛這件事，中醫跟西醫是怎麼分工呢？」。

經由佑彥醫師的仔細說明，原來中醫跟西醫相互分工。在眼睛出現問題的不同時期，中醫會用不同的方式，引導我們人體的修復機制。「那會不會很慢呢？」好奇寶寶的我，連珠炮的又提了一堆問題，而佑彥醫師還是一樣溫溫和和的，很有深度的回答我：「長期累積所造成的問題，是不是也要給身體一些時間，慢慢的舒解呢？」。

這個答案真的點醒我，在工作及生活上，我都能用時間來累積成果，追成更好的效果。原來中醫治療眼疾，有些觀點也是相同的啊！

當然，眼睛是靈魂之窗，還是有許多非常專業的治療機理及專業問題。很高興佑彥醫師能整理出這本書，讓我們這樣的外行人，能更多的了解中醫治療眼疾的專業知識。最近寫書寫論文，眼睛越來越模糊了……看來是要找個時間再找佑彥醫師聊聊，才能讓我的眼睛更明亮一點啊！

做好中醫養生，增進眼睛健康

林宏任・醫林勤美中西醫聯合診所院長

　　隨著人口高齡化之後，許多老年疾病也不斷增加，而科技的發展更讓人離不開手機、平板、電腦這些 3C 產品。因為高壓力與長時間使用造成眼睛疾病的比例不斷上升，即使在中醫門診過程中，眼病的患者也不占少數。

　　佑彥醫師曾經在實習期間跟我聊過，對於眼病的中醫治療非常有興趣，也有熱情鑽研與學習。畢業後也在我曾經營的中醫診所裡服務，在畢業後一、二年內就累積到不少的中醫眼科治療經驗，著實難得。

　　但是，中醫眼科對於沒有專業背景的民眾來說的確不容易理解與認同，要如何深入淺出的闡述中醫理論與眼病治療保健觀念，是現在最重要的課題。

　　我曾在學校上課、醫院教導實習醫師及住院醫師時提倡「中醫生活化、生活中醫化」，也就是把艱深難懂的中醫理論用淺顯易懂的語言告訴民眾，讓民眾了解中醫，這就是將中醫生活化；其次也把中醫數千年來智慧所累積的臨床經驗，應用在平常生活中，這就叫做中醫生活化。

　　很高興佑彥醫師將其實踐了，就在這本書中。我也拜讀到佑彥醫師用西醫學嘗試著連接中醫學，這是很好的連結。最後很樂意在這裡推薦給大家，保護您的眼睛、做好養生、增進您的健康。

最完整、最全面的中醫眼科診治照護全書

林明樟（MJ）· 連續創業家暨
兩岸跨國企業爭相指名財報講師

我不是醫學專家，我只是一位服務上市櫃公司主管的財報分析職業講師；林醫師是我的財務課程學生之一，而我，也是林醫師的病患，因為在我的專業領域裡，天天面對的是密密麻麻的各種數字，眼睛使用過度是常態困境。

與佑彥醫師互動過程中，印象深刻的是：他對病患的同理心，總是用心的詢問患者的過去病史與眼疾現況，針對每個人進行個人化的治療。

和林醫師漸漸熟識後，才發現他在中醫本業非常的用心投入與不斷的持續精進，將中西醫的精髓整合在自己的診療過程中，更貼心的是，佑彥醫師現在將自己研究多年的心血，集結整理出了這本家家必備的眼病日常保健與飲食指南，值得您的收藏。

尤其是我們成年人在 3C 不離身的忙碌工作步調，長期使用眼力，眼疾是身邊朋友共同的困擾；年輕人與小朋友更是網路原生世代，眼部疲勞的程度與大人有過之而不及……

如果您也有眼睛方面的困擾或是和我一樣想為自己兒女降低眼部傷害進行各種醫學與保健預防，那麼這本國內最完整、最全面的中醫眼科診治照護全書：包含常見眼病的中醫診治及居家療養建議，如穴位按摩、湯品食療及治療保健等資訊，一定對您有很大的助益。這是一本適合全家閱讀、隨時使用的眼部照護工具書，MJ 真心推薦給您與您的家人。

結合中西醫觀點，改善個人眼睛、身體健康

張聰麒・遠見眼科診所院長、醫師

在眼科臨床的這些年以來，雖然可以用點藥、手術或雷射治療、藥物注射的方式控制眼病，但還是有不少患者控制沒有很好，也看到很多雖然治療之後改善了，但沒有持續用藥還是一直惡化，這些對於眼科醫師來說其實也是有不小的心理壓力。

一直以來，我對中醫都有濃厚的興趣，但苦無機會好好認識並了解，更沒有想過中醫怎麼治療眼病。一直以為中醫治療是調養為主，有沒有效果就見仁見智。幾年前因緣際會認識了林醫師，經過深度交流與門診參觀之後，讓我對中醫眼科有全新的了解。林醫師從中醫的角度切入，結合患者的生活習慣、日常作息、用眼方式、情緒壓力……等方面，評估患者可能造成眼病的原因進而改善眼病，這的確是能幫助患者維持甚至改善眼病的方法。

這幾年跟林醫師的交流過程中，讓我看到了對於眼病的不同角度。中醫強調個人化醫療以及預防保健，從改善個人身體條件的情況，進而改善眼病，對於患者來說是一大福音。

很開心能看到林醫師將門診治療眼病的心得與觀念集結成冊，更納入了中西醫結合的思維方式，不管是對患者或是臨床醫師來說都能有所幫助。

中醫之眼，璀璨星河

黃挽元 · 一恩中醫診所醫師

　　由於科技產品逐漸成為現代人生活中不可或缺的工具，諸多眼疾也隨之悄然而至。在新加坡臨床門診發現越來越多人出現眼睛乾澀不適、眼周發脹、視力模糊等症狀，並且有年輕化的趨勢，若不及時治療、一拖再拖，後果堪憂。

　　眼睛乃靈魂之窗，及早治療和正確養護才是明智之舉，然而市面眼科書籍雖多，真正總結中醫理論與臨床之作實屬鳳毛麟角。

　　林佑彥醫師專研於中醫眼科，攻於臨床並經常發表眼科臨床經驗，同仁受益精神可嘉。如今出書，厚積薄發，紮實的中醫理論結合臨床實戰經驗，做到中醫不式微，繼而結合現代醫學觀點，破解眼睛症狀，對症施治，書中也提出眼病患者的中醫日常保健和指南，以及視力保健迷思的問答，深入淺出、層次分明、剖析清晰、易學易懂，誠意推薦，願四方人士皆能受益，雙目炯炯，燦若星辰。是為序。

目珠看粿，也要看火

楊斯棓・方寸管顧首席顧問　醫師

　　台諺云：「目睭看粿，跤踏著火」，直譯是炊粿的時候眼睛只看粿，沒有注意灶邊的火，延伸的意思是人往往只注意到眼前的利益，卻沒注意旁邊的危險。

　　我故意改寫該則諺語為：「目珠看粿，也要看火」。人生中看似看到機會，也要同時看到危險，而有創意的人往往都有很好的觀察力，視而不見，往往跟機會錯身而過。

　　跟林佑彥醫師相識超過五年，彼時就聽聞他屬意耕耘中醫眼科，堅持至今，很不容易。

　　為人作序，我不打拱作揖，客套絮語。久未見面，藉此序緣相邀一聚，僭越的請佑彥接受我「利劍劍（Ｉ　i-kiàm-kiàm）」的提問，讓我見證其行醫心路。

　　台灣的醫療院所中，90％在健保體系轄下，9％是自費醫美，剩下 1％的是自費診所，譬如中生代醫師經營的疼痛診所或是老醫師主持的小兒科診所等。

　　國家每年收到的健保費中，醫院用掉七成，西醫診所兩成，牙醫囊括近 7％，剩下 3％多的資源，為中醫健保門診的額度。

　　我問林醫師，若有一天健保資源匱乏，國家把中醫的健保資源砍光，全部補給西醫，以求健保能苟延殘喘，屆時，你能不能生存？

　　林醫師告訴我，沒有問題。

他的患者結構，迥異於一般健保診所醫師，半數來自台中市以外的縣市。那就表示，患者為了看診，願意付出的交通費跟時間成本，遠超過就近就醫的代價。

林醫師觀念前衛新穎，懂得協作。如果第一時間就該轉介，他連藥都不開，會請患者直接找西醫眼科醫師開刀。力有未逮時，大方承認，還替患者找其他就醫資源的醫師，才是好醫師。

他的理想是結合中醫眼科、西醫眼科、復健科醫師、物理治療師的專業，攜手解決患者的頑疾。

期待林醫師繼續前行，打造治療眼睛的理想國度。

了解中醫眼睛治療及保養概念必讀的書

葉家舟 · 三義慈濟中醫醫院院長

　　一位醫師針對眼睛動了手術，對大家來說一點都不陌生，如果我說這個場景出現在唐朝時，你應該很震驚了吧！

　　中醫在唐代就有醫眼科專科治療，對眼睛多種疾病有樹立治療的藥方及術式，但在 18 世紀西醫眼科應用了「虎克顯微鏡」用於治療眼鏡內的疾病，產生「彎道超車」的效應，人們漸漸忘記中醫對眼科的治療方法與成果。

　　儘管現代眼科如此發達，不可否認的是有許多慢性眼科疾病的治療，在現代的眼科仍束手無策，更鮮有內服治療及保養藥物；但中醫眼科卻有大量的治療方藥存在，在現代用眼頻繁的年代，中醫眼科可說是「新」的救星。

　　但可惜的是，中醫師當中精通眼科者十分稀少，也很少有書籍可以生動的描述中醫藥如何使用在眼科疾病中，很高興看到林佑彥醫師以淺顯易懂及生動的語辭，帶領著讀者進入中醫眼科學所帶來的治療及調理的世界，會讓你感到如文中所提到的「無論是生活習慣、飲食調養、四季照護等，中醫眼科幫助的比想像中多」，是了解中醫對眼睛的治療概念及保養必讀的一本書。

理解中醫日常眼睛保健方式的好書

趙胤丞・振邦顧問有限公司執行長、企業內訓培訓師、
《拆解問題的技術》・《拆解考試的技術》作者

對於中醫領域我是個門外漢，但我是個長期使用中醫治療的病患。因為培訓師工作型態的關係，我需要長時間使用電腦閱讀大量資訊與準備課程，且客戶在海內外，經常需要出差，舟車勞頓、久坐甚至處於一天七小時久站的狀態，使得我曾經有段時間身體機能出現狀況，卻又需要完成客戶託付的工作，頗為辛苦，也因此讓我瞭解到保養的重要性，於是每週都會到中醫診所報到、調養身體。

而我與林佑彥醫師結緣是恩師楊田林老師講師訓課程，幾次交流發現林佑彥醫師超認真與用心，推薦親朋好友前往都獲得一致好評。林佑彥醫師對於眼疾有其獨到見解，前些時間自己有感視線模糊，於是前往佑彥醫師診所尋求治療，在他詳細地說明解釋後，我才知道眼疾不只是眼疾，而是關係到五輪八廓學說與胚胎對應定位，透過眼疾瞭解我身體的發炎情況，進而切入瞭解並調整生活作息，診斷後透過針灸與相關療程輔以正確用眼習慣，讓我近期狀況有所改善，非常感謝林佑彥醫師。

得知林佑彥醫師大作即將問世，有幸拜讀內容，我越讀越覺得這根本就是寫給我看的，著實非常契合現代人長期使用 3C 產品遇到的症狀，也讓我對眼疾中醫治療有更多的理解。從書中內容將能瞭解哪些穴道按摩可紓緩眼疾症狀，以及日常飲食與身體伸展保健都有很好的建議，我個人認為是本不可多得的好書。誠摯推薦！

結合西方科學實證與中醫論證的眼睛保養書

劉沁瑜·《吃出影響力》作者、輔仁大學營養科學系教授

　　在營養門診與大學教書各工作了十年，從臨床到教學，營養師接受的是西方醫學和營養科學的訓練，但在日常生活中，民眾與病患的需求百百種，我們面臨許多無法一言以蔽之的個人化需求。

　　在醫療體系中全人照護的理念下，跨領域的學習與思考是現代醫事人員必備的終身學習功課，因此我自學淺薄的中醫概念，也在大學中教營養系同學很粗淺的中醫營養概論，也因為如此，認識了林副院長，在授課過程中我教學生如何辨證體質虛寒陰陽，但後續的五六十份作業，是林副院長一份一份批改，給同學建議，也因此我們設計出「為卡通人物診斷體質」的有趣教案，不但應用性十足，把中醫學和營養學結合的概念，也深受大學生們喜歡。

　　我們在工作中常聽到民眾或病人詢問「中醫說不能吃冰是真的嗎？」「吃辛辣對腸胃不好，但對眼睛也不好嗎？」「中醫說吃中藥不能吃香蕉，不能吃會發的食物」，諸如此類模糊的經驗和資訊流通著，讓臨床衛教工作更加複雜、民眾也無所適從。得知林副院長著手規畫這本書的時候，心中便十分期待。看到書籍中結合西方科學實證與中醫論證的內容，後面滿滿的參考文獻，心中實在太開心了。以林副院長中醫眼病的專長，以深入淺出的方式撰寫此書，不僅內容值得信賴，對未來中醫界的相關書籍出版，都將成為典範。

〈增訂序〉
中醫保健養生，
身心靈全面養護視力

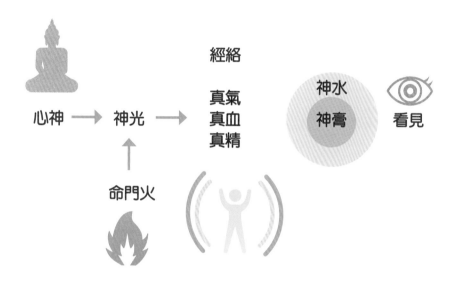

　　從中醫的角度來看，眼睛要保持良好的視力，不僅需要眼睛的結構正常，還需要經絡中來自內臟生成的氣、血、精充足，才能將眼睛所需的養分送達；而這些養分的輸送能量來源於神光。神光的組成包括父母所賦予的先天命門之火以及我們的心神能量，如果心中煩惱、擔憂過多，長期勞心勞力，可能會耗損心神，導致能量不足，無法將足夠的養分送到眼睛，進而影響視力使視物變得模糊不清。

身體的五臟六腑狀況和經絡的通暢性，都可能直接或間接導致眼部疾病；但更為重要的是心神所主導的特殊感覺與意識狀況。我們的身體生存在天地之間，會受到宇宙萬物的影響而產生各種變化。

天地化生之始源自於「炁」，先天之炁化生陰陽，人體由此生成。我們受到天地能量的滋養，因此，當天氣或氣候變化時，身體也會相應地產生不同的反應。部分人可能因天氣變化而出現眼部症狀，也有人因地震或遷移至不同地區環境而出現不同的症狀。

本書雖無法全面解釋眼部疾病的生成機制，但作為臨床經驗的參考，或許能提供不同的思考方式。讀者可以將本書作為參考工具，先了解第一章的基本概念，掌握中醫對眼科的認識，再根據自身的眼部疾病，找到相應的論述，了解疾病的生成機制和自我保健要點。

如果對保健養生的觀念感興趣，可以參考第四章日常保健和飲食指南。更重要的是，許多人對於保健與養生存在諸多迷思與疑慮，第五章便提供了詳細的問答整理。

而此次的增訂版特別提出了臨床上常見的疑問，以及身心靈關係的連結與闡述，旨在與讀者分享我近年來的臨床進展與觀察。醫學是一條永無止境的道路，我仍在這條路上不斷前行，希望未來能夠發現更多的連結，為中醫與眼病照護開拓新的領域。

〈前 言〉

中醫眼科──
視力保健的另一種選擇

　　您會覺得眼睛常常不舒服，但又找不到很好的解決方法嗎？點了眼藥水之後還是覺得沒有很明顯的改善？即使依照常規的眼科治療仍病情還是一直惡化嗎？或是害怕開刀、雷射、點眼藥水的副作用嗎？找眼針治療又一直卡關，甚至眼睛出血、瘀青，還是沒有進步嗎？

　　這時候，就是中醫眼科可以幫助的地方了！

中醫眼科發展

　　中醫眼科早在《春秋·左傳》中就有開始記載，西漢《黃帝內經》裡已有眼睛的生理、解剖、病機等理論基礎，並依據《史記》敘述，最早的中醫眼科醫師就是扁鵲。眼科著作出現在隋唐時期，到了宋元發展出完整的中醫眼科學理根據，明清由各醫家經驗補足了中醫眼科的論述。

　　隨著科學的進步，1851 年德國物理學家兼生理學家赫爾曼·馮·亥姆霍茲（Hermann von Helmholtz）發明了眼底鏡，開啟了現代眼科醫學的發展，同時期的中國卻在太平天國的戰亂中。而後西方醫學開始傳入中國，中醫的發展也漸漸受到限制。直到1955 年在北京正式成立中醫眼科研究室[註1]，1999 年美國眼科醫

學會承認針灸可以做為眼部疾病的輔助治療^{註2}，中醫眼科才開始
受到重視。

東周	**扁鵲**為最早五官醫師
西漢	**內經**闡明五臟與目的關係
唐宋	**天竺醫學**傳入、眼科專著問世
明清	完善科治療理論
近代	1955 年北京成立中醫眼科研究室

中醫眼科簡史

中醫眼科 從整體治眼病

說起中醫，大家都會想到五臟六腑。以往大家對於眼睛的疾
病都認為與肝腎有關聯，但實際上，五臟六腑皆會影響眼睛；無
論是眼睛的視覺功能、亮度、影像清晰度、飽和度、立體感等，
都是內臟的生理功能相互協調而達成。

此外，眼睛表面有許多細小的血管，眼底也是。視網膜動脈
隨著視神經一同進入到眼底，在視網膜產生分枝也在脈絡膜形成
微血管網再匯流至靜脈，沿著視神經流出眼球外面。血液的循環
功能，對中醫來說就是「心主血脈」的主要體現。

血液的功能還包括了血液的生成、運送、轉輸、代謝，五臟六腑都要一同協作，經絡暢通才能維持正常的功能。

　　眼睛本身與許多經絡連接，當這些經絡產生部分阻塞、受傷或是拉扯就有可能讓氣血運送不暢，讓視覺功能產生變化或損傷，也可能讓眼睛的位置歪斜，讓雙眼的影像不同調產生疊影、複視、斜視等狀況。

　　眼睛的關聯實在是太多，並沒有單一原因或治療方式就可以讓眼病痊癒。除了現代醫學的檢查與治療之外，中醫眼科不是只在局部治療，更能幫助臟腑經絡的調理，讓身體回歸平衡改善原本的正常功能，啟動自我修復的能力。

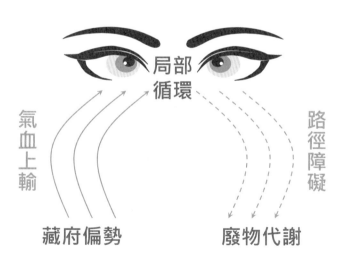

中醫眼科核心觀念

啟動自我修復力，眼睛多是受害者

眼睛在出現疾病之前，很多不是眼睛本身的問題，即使是外傷感染等等。從中醫的角度來說，一些看似無關的小習慣、小毛病，無論是自己的情緒、壓力、生活習慣、姿勢、外傷、外在的氣候環境、強光、高溫，或是長時間的耗損，都可能造成嚴重的眼病哦！

眼睛要自我修復的前提是身體的氣血精氣充足，從內在臟腑經過脈道、血脈、經絡等通道送到眼睛；眼睛得到的養分充足，加上局部組織袪除代謝物、瘀血、沈積物，改善局部循環障礙，才能有機會自我修復。

人體的氣血不斷地循環，營養物質、氧氣藉由循環送到組織並將代謝後的廢物帶走。但疾病產生時，局部循環受到影響，代謝廢物囤積使得循環阻滯更嚴重，人體得不到營養、沒有足夠的能量進行自我修復，讓疾病惡化。若加上臟腑氣血偏頗，無論肝、心、脾、肺、腎等問題都會受影響。

眼病治療不能只治眼睛，否則這次治好了，過了一陣子健康狀況開始下降，同樣的疾病與症狀又會再次出現。身體內的氣血精氣運送路徑通暢，局部的代謝廢物也容易排出；若路徑受阻，則許多症狀就會產生，不利於自行修復。

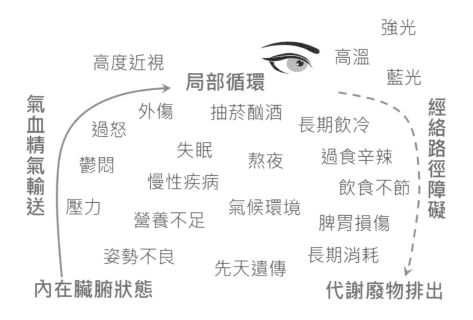

高度近視　　局部循環　　高溫　　強光　　藍光

氣血精氣輸送

外傷　　抽菸酗酒　　長期飲冷

過怒　　失眠　　熬夜　　過食辛辣

鬱悶　　慢性疾病　　飲食不節

壓力　　營養不足　　氣候環境　　脾胃損傷

姿勢不良　　先天遺傳　　長期消耗

內在臟腑狀態　　代謝廢物排出

經絡路徑障礙

眼病可能的中醫機轉

✄ 視力保健的另一種選擇 中醫眼科

　　現今的醫療環境之下，中醫眼科必須考量中醫與西醫的眼科
學理，包括了中西醫發病機制、生理病理、疾病發展、用藥治療等，
加上現代醫學眼科的外用藥、雷射、光動力與手術等對眼部的影
響，整合中西醫學變成現代中醫眼科必須要會的事情。

　　在現今科技進步的環境裡，中醫眼科也需要跟著進步。疾病
的治療不是只有醫師的任務，而是醫師與患者們一同努力來解決
問題。自己多一些準備，協助醫師有更完整的資訊可以判斷，並
配合中醫及西醫的治療，自己也在生活、作息、飲食、用眼習慣
等方面努力。

註1　中國中醫科學院於 1955 年成立，並設立眼科研究室
註2　Nick Astbury. Alternative eye care. Br J Ophthalmol
　　　2001;85:767—768

CHAPTER 1

眼部疾病的
中醫個人化治療策略方針

眼睛無論是何種疾病，修復能力都會受到五臟六腑的狀態影響。大部分的眼病，眼睛只是受害者，治療不能只治眼睛，若不從整體評估，治療仍不會有效果。若沒有從五臟六腑、氣血精氣調養，即使暫時沒症狀，日後也容易復發。

眼部的損傷及外傷也需要調整局部氣血瘀阻及內在臟腑精氣才能增加修復能力。每個人的體質不同，個人化的治療處方才可從根本解決眼疾。

每個人病情不同，改善程度與病程因人而異。通常最先改善是眼睛乾澀、疲勞、痠脹，再來視野明亮度、清晰度也可能增加，但視野、扭曲變形、顏色變化等所需時間就要更久。病程較久，病情較嚴重及年長者進展速度會稍慢。

眼睛要用一輩子，養成良好用眼習慣，並及早就醫調養，才是治療之本。

｜個人化的中醫治療｜

中醫眼科常見治療方式── 不僅是眼眶內針法，整體調養更關鍵

說到中醫眼科，許多朋友都以為要用針灸治療，也有更多的朋友會認為一定要使用眼眶內針法；但針灸在中醫學裡是治療手段的一種，並不是所有的疾病都用針灸。中醫眼科的治療也需要依照病情嚴重度選擇，在臨床上有八成以上的患者都是內服藥，眼病患者有一半只吃藥、不針灸，也能有很好的療效。

古籍記載，中醫眼科的治療法多變，既用內治也用外治並配合針灸、推拿、按摩、點眼、薰眼等治療法。近幾年因為中醫的推廣，眼眶內針法漸漸受人們所知，但也讓民眾誤認為中醫眼科就是要針眼睛，反而讓許多患者感受到恐懼而延誤治療。

眼針不是唯一的治療方式

治療眼病需從全身思考。目前遇到的臨床案例，除嚴重的視網膜、視神經、視野損傷，或是局部症狀過於嚴重才有必要使用針灸外，其他的眼病大部分可以服藥治療。眼睛的許多症狀是由五臟六腑、氣血陰陽、經絡、情緒等因素導致，從根本治療，截斷病勢，才能讓產生眼病的機制中斷甚至終止。

針灸在中醫學裡是治療手段的一種，並不是所有的疾病都用針灸。在我臨床上的患者有八成以上都是內服藥，眼病患者有一半只吃藥不針灸也能有很好的療效。

針灸可以治內科病

　　針灸療法一開始本來就是治療內科疾病，隨著人們對藥物的認識更深，就有了更多的工具可以使用。而世界衛生組織 WHO 提出的針灸適應症之中，屬內科系統的疾患約占 80％。依據選擇的穴位不同，就可以達到不同的效果，而不只是止痛或是處理扭挫傷。

　　任何方法治療都有它的優勢與局限，建議看診時與醫師討論、選擇。

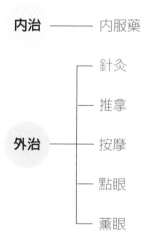

內治 —— 內服藥

外治 ├── 針灸
　　　├── 推拿
　　　├── 按摩
　　　├── 點眼
　　　└── 薰眼

中醫眼科常見治療方式

中醫治療眼病，效果會很緩慢嗎？

　　臨床這些年來，許多患者會對中醫有過高的期待，希望能在一、二次治療後就馬上恢復健康，但是疾病發展到現階段花了多少時間？過程之中有沒有受到其他加重因素影響？在疾病治療過程中，無論是飲食、作息、情緒壓力或是其他因素，都會干擾到人體恢復健康的過程。

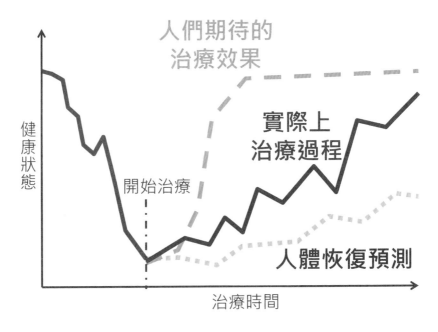

人們預期治療效果與實際病程波動圖

中醫是依照當下的身體狀況，預測接下來病勢的發展加以治療，有時候會突然變差，但持續回診調整藥物及治療，又會恢復健康一些。人體的狀態本來就是波動的，沒有完全水平的狀況，至於波動是好是壞就需要由醫師評估。

重病不是兩三天，不能急著馬上好

對於中醫來說，無論是長久以來的生活習慣不良、飲食喜好、情緒起伏、壓力調適乃至於曾經身體受的傷、手術等都可能導致疾病。如果年輕時不懂得照顧自己的身體，肆無忌憚的熬夜、輪值夜班、吃冰、三餐不定時、大吃大喝、抽菸、酗酒甚至是養成不良習慣；受傷與手術後沒有適當調理，經年累月下來就如同壓力鍋般，總有一天會爆發出來。

這些產生的病氣、雜氣就如同山洪暴發一般到處都有症狀不容易收拾，甚至嚴重到無法行動、意識模糊，對醫師與患者都是很困擾的事情，即使用再多的心力與藥物治療，也無法短時間內一次大幅改善。

古人常說，「病來如山倒，治病如抽絲」任何治療都有一定的侷限，而中醫治療需要調動身體自己的氣血，如果治療方向不集中，就如同一支軍隊裡面有好幾個將領分頭指揮，兵力被分散之後，治療效果就不一定那麼理想，更何況是原本就兵力不足的情況。

身為患者該怎麼做？

治療疾病不能全靠醫生，自己要負最大的責任，醫師只是輔助的角色。有些患者不聽醫囑又道聽塗說吃了坊間流傳的偏方、該睡覺不睡覺，還有一堆不良習慣，這就很難治癒。

會有這麼嚴重的疾病與症狀絕對不是一至兩天的事情，數年以至於數十年都有可能。所以，除了醫師的治療，自己也要遵從醫師的囑咐、改善不良習慣，並詢問醫師什麼該做，什麼不該做。這樣才能讓長久的疾病更快康復，讓身體更加健康！

中醫怎麼看眼睛？
五輪八廓學說與胚胎對應定位

　　一般坊間會聽說眼病與肝有關係，主要是由於中醫理論提到「肝開竅於目」與「肝受血而能視」的概念；但中醫經過長時間的臨床實踐到了宋元時期（距今也近千年）出現了至今仍使用的「五輪學說」與「八廓學說」。

什麼是五輪八廓？

　　·五輪：用來區分眼睛與五臟的直接關係，分別是肉輪（脾）、血輪（心）、氣輪（肺）、風輪（肝）、水輪（腎）。除了生理功能之外，還要將「心藏神、肺藏魄、肝藏魂、脾藏意、腎藏志」一起看。

　　·八廓：在眼病的時候才會拿出來用，特別是眼病的血絲。這裡就可以把八廓歌括拿出來：「乾天傳導屬大腸，坎水液主膀胱，艮山包絡會陰廓，震為雷兮命抱陽。巽風清淨原屬膽，離火養化小腸彊，坤地水穀推胃腑，兌澤關泉是焦鄉。」

　　臨床上會依照眼病的病位與血絲來判斷所屬的臟腑病位進行治療，但也要整體思考臟腑之間的關係與氣血津液營養物質的運送、經絡的通暢與否，不能拘泥於五輪八廓定位。

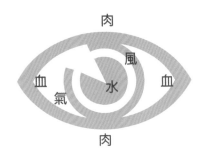
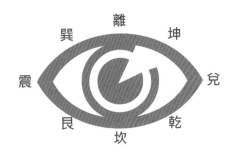

左眼五輪八廓定位分區圖

改良版的臟腑定位方式：胚胎對應定位法

　　臨床治療的過程中，我慢慢覺得五輪八廓定位似乎沒辦法完全解答現今看到的眼病，也缺少現代解剖定位，治療效果侷限且不明確，所以也逐步修改了對於眼病的看法，我依臨床經驗從胚胎發育的角度整理出右頁表。

　　雖然表格裡的定位仍有些不確定之處，但也確實可作為臨床治療的參考依據，所以暫且對應。特別提醒，這個對應法可以拿來參考但臨床仍需仔細評估因果關係，例如肝火上炎肝陽上亢，是不是因為腎水虛損而出現的表徵？每一種疾病的表現都不一樣，定位只是一種參考依據，還是要「觀其脈證，知犯何逆，隨證治之。」

胚層		眼部組織	身體器官組織	中醫關聯？
外胚層	體表外胚層	角膜上皮、結膜、眼瞼皮膚、淚器	皮膚、口鼻上皮、口鼻腺體	肺主皮毛
		水晶體	腦下垂體前葉	腎司先天
			牙、皮膚感覺受器、四肢	
	神經外胚層 神經脊	虹膜上皮、睫狀體上皮	皮膚色素細胞	肺主皮毛
		瞳孔括約肌	心、肺空腔	心主神明
		玻璃體	腎上腺髓質、甲狀腺、自律神經節、後根神經節	腎司先天
		小樑網、鞏膜(顳側之外的全部)	臉部軟骨	肝主筋主疏泄
	神經管	視網膜、視神經	大腦、脊髓、運動神經、腦下垂體後葉	三焦實質 肝受血而能視
中胚層		血管、脈絡膜	心臟、血管、血細胞、脾、淋巴結、淋巴管	心主血脈
		虹膜實質、睫狀肌本體	內臟的平滑肌	脾主肉主運化升清
		眼外肌、眼眶、眼瞼肌肉、瞼板	骨骼肌	肝主筋
		原始玻璃體、顳側鞏膜、角膜實質及內皮	結締組織、真皮、腹膜	
			腎、生殖系統、骨	

改良版眼睛結構與臟腑定位表

症狀是身體自救反應

眼病症狀千變萬化，有時候出現的症狀其實並不是真正的病因，也許是身體在想辦法自救所產生的現象。

臨床上不能只看見症狀而輕忽整體考量。中醫更是如此，在治療時更要考慮個人的不同，依照不同的病症與體質狀況，在疾病發生之前就先預防。醫生醫治的不是病，而是在生病的人。

人體的各種自救反應

· **乾澀疲勞反應**：常常會聽到患者說，用眼時間較久時，眼睛會乾澀疲勞，嚴重到想閉上眼睛，這時其實就是身體強迫閉眼休息，如果能適度休息，眼睛的乾澀疲勞就可以漸漸改善。但很多人都是點個眼藥水或是想辦法改善痠澀疲勞就繼續用眼，而忽略了人體警訊。

· **疼痛反應**：疼痛也是一樣的，無論是眼睛還是其他的部位開始疼痛，都是身體在警告該讓它休息了，如果再持續下去就可能產生實質性的損傷，而不是靠吃止痛藥來掩蓋疼痛的感覺。

．**發炎反應**：當人體組織受到外傷、出血或感染刺激，人體會產生紅、腫、熱、痛等症狀，這是先天免疫系統為了移除有害的刺激物或病原體的保護措施。在產生發炎反應時，我們不應該認為只要消炎就好，而是應先找到原因：若是自身免疫功能下降，或是產生其他併發症，就可能造成後續更嚴重的發炎反應。

．**血管新生反應**：主要原因是在傷口癒合、生長、發育為主，但如果組織長時間缺氧，有可能使血管內皮釋放生長因子，促進血管新生；但因為長出來的血管不甚穩定，有可能造成出血。血管新生也容易產生在腫瘤組織裡，所以這一類的血管新生反而需要小心。

依循中醫辨體質，個人化治療眼病

從中醫的角度來看，保護眼睛最重要的四件事情是：正確的用眼習慣、規律的作息、情緒平和不過度焦慮與哭泣，以及避免食用過度辛辣燥熱與生冷的食物。更重要的，是依照身體的狀況、疾病的不同，選擇個人化的保養方法，才能改變眼病的惡化。

中醫的特色，就是依照不同的體質狀況進行個人化的治療。許多人們對於中醫的體質只認為有「寒底」與「熱底」兩種，卻不知人體相當複雜，沒有任何人是單獨一種體質。如果加上生活習慣、工作、飲食、情緒問題，就可能產生千百萬種體質狀況。所以，面對每位患者，需要依照個人的條件來選擇不同的治療方針。

◎ 乾澀疲勞，最容易忽略的眼病初期警訊

眼睛疲勞是很常見的症狀，就是提醒該讓眼睛休息了。常常會遇到有朋友眼睛已經乾澀疲勞了，卻忍耐著持續用眼，反而讓眼病更加嚴重。

如果讓眼睛持續維持在疲勞乾澀的狀態，可能會誘發發炎反應，就可能開始破壞正常的組織結構；而視覺功能最主要的神經細胞是很難再生的，如果神經細胞遭破壞，視覺功能就可能造成永久性的損傷。如果眼睛反覆痠澀疲勞，休息後沒辦法改善，就需要找醫師詳細檢查。

中醫體質分類

不同的體質狀況，治療就會有不同的前提。一般來說，中醫的治療大方向是「寒者熱之、熱者寒之，實者瀉之、虛者補之，燥者潤之、濕者燥之……」等治法，但每個人的體質都不是只有一種，所以治療時可能會寒熱併用，標本同治。

一般來說，青壯年體質偏實，老人與兒童體質偏虛，女性在不同時期會有不同的體質狀況。寒熱也可能有虛實之分，不能盲目清熱或溫補，仍然需由中醫師進行診斷評估。

常見的中醫體質有幾大類，參見右頁表，但體質容易受到其他因素而誤判，仍然需要由專業合格的中醫師評估。

體質→	身體表現	常見症狀
氣虛→	常乏力、疲勞	懶散、沒精神、嗜睡、昏沉疲倦、體力不支、沒食欲、易感冒
陽虛→	最怕冷	怕冷體弱、面色蒼白、嘴唇白、易腹瀉、特別愛吃熱食與熱飲
氣滯→	最情緒化	煩悶不樂、情緒化、不定處痛、壓力大、不愛運動、睡眠較差
血虛→	瘦弱無力	面色萎黃、面色蒼白、唇色白、眼瞼白、爪甲白、舌體淡白、血不養心、血不養肝、血不養頭目、血不養肢體
陰虛→	最怕熱、缺水	面色潮紅、皮膚乾、性情急躁、口乾舌燥、大便乾、手足心汗
血瘀→	易瘀血、長斑	肌膚乾暗、眼眶暗黑、定點痛、經血色深、血塊、夜間口乾
痰濕→	易肥胖	肥胖、腹部鬆軟、容易睏倦、活動力差
濕熱→	又油又易長痘痘	皮膚油、易生痤瘡、急躁易怒、小便少深、口苦口乾
脾胃虛→	消化功能低下	頭身困重、下肢浮腫、沒食慾、經常腹瀉
虛勞→	長期消耗，補不回來	多爲長期勞倦之後，陰陽氣血皆有可能虛損，可能出現疲勞、心悸氣短、面容憔悴、自汗或盜汗，或五心煩熱，或畏寒肢冷，脈虛無力等症

| 不同病程 |
中西醫結合，整體調養與局部控制

　　陳立夫先生曾說：「救人原無彊域之限，治病豈有中西之分？」，在現今的環境之下，中醫學也需要與日俱進。臨床上遇到的眼病患者，大概將近一半已經有明確的西醫診斷，但仍然有許多患者找不出疾病與對應的治療方式。

　　中醫在這部分能夠協助的，不只是治療疾病，更是可以在現代醫學研究出的機轉找出對應的中醫觀點，以及結合全人思考依照不同的體質狀況、環境、飲食、情緒、壓力等條件，給予個人化的治療方式。

疾病快速進展時，應配合西醫治療

　　但是，有些患者對於中醫有種過度的信任或迷信，覺得中醫可以治萬病，即使是病情急速進展、嚴重危害到視力、生命危險時，也只想使用中醫治療，這樣可能緩不濟急，或是等到無法治療時才懊悔。

　　適度中西醫結合治療可能才是對患者最有益的一件事。在疾病快速進展時，建議應該與西醫配合，以現代醫學的手術、外治等手段先搶救視力，再輔以中醫調養，減少手術後的氣血耗損及體力的流失。

疾病穩定期與卡關時，中醫可放手治療

之後在疾病穩定期，配合西醫定期回診與檢查，以西醫的藥物、配鏡，或是雷射、光動力等治療；中醫則可以使用內服藥物、外用針灸、局部藥物溫敷、薰洗，並加上全身調養，以輔助人體自身修復能力。

不同的階段，考量的條件也不一樣，仍然需要由專業的醫師評估。

外傷與手術後，中醫可改善局部循環，啓動修復能力

無論是外傷後或是手術後，人體都有傷口癒合的能力。但對眼睛來說，表面的傷口也許恢復的速度比較快，但眼底的傷口與疤痕就需要更長的時間修復。傷口癒合分為四個階段：

· **第一階段**——通常 1 個小時之內以止血為主。如果是眼球內的出血則需要小心，畢竟出血時會嚴重影響視力，甚至是出血之後也可能讓視網膜持續損傷。

[治療] 中醫在這個階段的治療主要是輔助止血，避免再次出血。

· **第二個階段**——發炎反應，局部清除被破壞死亡的細胞組織，並清除病原體。持續性的發炎反應可能造成組織破壞，視網膜的感光細胞一旦被破壞就可能無法修復，易造成永久性的視力損傷。

[治療] 中醫治療時要留意評估，初期的發炎反應是正常現象，如果隨意清熱或消炎，可能會影響傷口癒合；但如果急性反應的

紅、腫、熱、痛持續超過數天，甚至越來越嚴重，就要留意是否需要適度的清熱解毒。

・**第三個階段**──組織增生期，這時候會長出肉芽組織，也會開始纖維化。在視網膜上如果開始長出纖維組織，就可能會讓視物出現模糊、黑影、變色、扭曲的現象。

[治療]中醫可以嘗試化瘀祛痰，以輔助傷口癒合時不過度增生。

・**第四個階段**──細胞重塑期，這時會讓纖維組織與膠原蛋白重新排列，通常可以持續超過 1 年，對於視覺功能來說也可能無法完全恢復。

[治療]中醫眼科可提供足夠的氣血與養分，協助受傷的組織盡量恢復；更可在確定沒有持續發炎與出血的情況下，改善局部的血液循環，增進人體的自我修復能力。

不同階段的眼病治療目標

◌ 眼病初發期──**阻擋病情進展，預防惡化**

在疾病初期通常症狀不甚明顯，或是僅影響部分視覺功能與感覺不適。這時就應該及時治療，並配合用眼習慣及飲食、作息調整以免病情持續惡化。

中醫可以協助找出可能導致眼病的原因，以及依照病情與體質建議合適的調養方式，協助及早預防病情惡化，並依個人狀況進行治療。這時用藥較輕，且不太需要太多的外治法，恢復的速度最快，對於患者而言是最高 C ／ P 值的治療方式。

◌ 急性期──**改善發炎反應，避免大範圍破壞**

在疾病的急性期，通常是急性的發炎反應，或是開始出血與滲出、水腫，發病組織可能處於大規模破壞期，如果讓急性期持續，將可能讓損傷擴大，或是影響到周邊其他組織與部位。

所以在急性期階段需要評估發炎反應是否合理？是否持續出血？水腫加重？中醫眼科治療也需要依照發病狀況選擇消炎、止

血、利濕、化痰等方法，避免持續損傷，並預防大範圍的破壞使視力持續惡化；或者也可以利用這個治療方向，改善惡化的視力與症狀，加速疾病恢復。

慢性期——**改善氣血循環，協助組織修復**

在慢性期通常發炎反應、出血已經消退，但換來的是組織內水腫、瘀血、結痂，這時局部組織與原先已經不同，血管已經穩定。在沒有其他如糖尿病、高血脂、高血壓、腎臟病等慢性疾病患者身上，清除瘀血、消水腫等方式不太容易造成再次出血，所以可以放心治療。

在疾病慢性期需要考慮局部是否處於缺血、循環障礙的現象；所以臨床會依眼病的局部病理現象來選擇化瘀、祛痰、活血、補氣、理氣、疏通等方式，並適度促進局部氣血循環，活絡從內臟上送到眼睛的所有路徑與經絡脈道，以提供充足的氣血、精氣協助受傷的組織修復。

殘餘期——**以時間換空間，身體調養避免整體虛弱**

當一個疾病拖越久，眼部的循環越差，氣血的阻滯就越嚴重，更何況久病的人體內經絡、氣血路徑緊繃，治療難度日益增加。若加上患者因為眼病影響情緒，且在日常生活中沒留意用眼習慣，依舊過度使用視力，就會讓問題更糟。

久病不是問題，反而是那種期待馬上就可以看得到改善的心理壓力讓疾病更難處理。莫名的精神壓力、情緒低落、抑鬱、暴怒，擔心害怕等反而會讓身體更緊繃，阻礙體內氣血精氣的流動，讓眼睛更不容易得到足夠的滋養、修復更不容易。

治久病需要心情放鬆、順其自然，依循醫師的治療，分階段一步一步處理，將路徑調理順了、臟腑調整好了、循環改善了，人體就可能產生出自我修復能力，進而改善眼病的現況。

◎ 只要看得到光，都還有機會挽救

在門診偶爾會遇到幾乎失明的患者來求診，視力已經趨近0.01，甚至是完全看不到、只剩下微光。這些都不是短時間內造成的問題，很多是延續了十幾年之後，加上年紀大、慢性疾病沒有控制好等原因，讓視力持續惡化。

通常到這個階段的患者，身體都沒有照顧好，或者體力變差，要不就伴隨其他身體臟腑功能低下，如肝腎功能不佳、腦部退化、心血管疾病、代謝疾病惡化等，治療起來非常棘手。

面對視力如此差的情況，治療真的不能急。但如果能配合治療，做好飲食、作息、情緒管理，在密集的治療與針灸、藥物併用，仍然有機會改善部分視力。但需要付出相對的時間與耐心，在治療過程中也許可以改善部分症狀，也可能會有波動，時好時壞，這些都是正常的現象，請耐心與醫師配合。

眼病治療的好轉現象

在治療過程中，患者常會問要治多久？怎樣才是變好？除了原先的症狀改善之外，目前觀察到有以下幾個情形：

眼睛滋潤度提升

原本眼睛比較乾澀，但是在治療後開始有溫潤感，有點濕濕的像含著眼淚。這代表眼睛的氣血較充足，可以提供眼睛較足夠的養分，即身體內臟至眼睛間的經絡脈道變得較通暢，對眼睛的自我修復提供了更好的條件。

眼周痠脹感改善

有部分眼病患者的眉稜骨非常突出，嚴重的甚至會像北京原人一樣突起，但按壓時卻不像是骨頭一樣的堅硬，反而有點 QQ 軟軟的，見右頁上圖，通常是因為眼周肌肉的氣結，代表眼睛周邊的氣血阻滯。治療中會發現痠脹或腫脹的地方開始變軟，表示眼周阻滯的狀況改善。

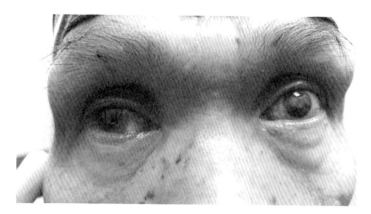

眉稜骨突起

原先飛蚊模糊變清楚

有部分的眼病患者可能會感到困惑，原先視野模糊又有飛蚊症，而在治療的過程中發現飛蚊反而變得更清楚，但整體亮度卻又開始提升。

其實飛蚊症治療需費的時間每個人不一樣，有些人會先改善整體的舒適度與清晰度，過一陣子才會覺得飛蚊變得易移動，再來才是變小或變淡、暈開。

雙眼開始出現疊影或競爭影像

這種情況通常是原本一眼很差，一眼相對正常。視覺是兩隻眼睛一起看影像，因為平時都只用正常的眼看，但現在原本較差的一眼卻在好轉後突然出現影像便容易與原本正常的眼睛競爭視力，可能就會覺得好像有兩個影像或疊影出現。

出現白色閃光或開始畏光

這種是原本就有視野缺損患者會出現的情形，原本的視網膜敏感度很低，治療後開始出現閃光或覺得整體影像變得很亮；有可能是神經傳導增加、開始出現影像的前兆。

眼脹感

通常是久病的患者，像是長時間眼中風、視神經萎縮等，原本怎麼治療都沒感覺，當開始有脹的感覺時，就可能是氣血開始上送到頭、眼的現象，但要小心評估會不會是眼壓上升，或是開始發炎。

第一次看中醫眼科，應該要留意什麼事？

　　臨床常常遇到第一次看中醫，或是第一次看中醫眼科的患者，若是不清楚自己的病情與病況，醫師在看診時也會花費許多時間釐清病情，對於治療來說並不是最好的狀態。所以，找中醫師治療眼病時，應該要先做什麼事呢？

步驟 1 │ 記錄病症相關資訊

　　除了疾病症狀的發作時間、狀況等之外，職業、用眼習慣、慢性病、家族史、飲食習慣等都有助判斷疾病的病因與病程。

步驟 2 │ 攜帶眼科檢查報告

　　結合現代醫學的眼科檢查，可以更準確判斷需要的治療模式與頻率，並依照病情調整藥物、針灸取穴，讓療效發揮到最大。可以向原醫院、診所申請影像資料，包括眼底攝影、視野檢查、視網膜光學斷層掃描（OCT）、視神經纖維分析（HRT 或GDx）、視神經電生理檢查、超音波、頭部電腦斷層、頭部核磁共振等檢查，參見下頁圖。

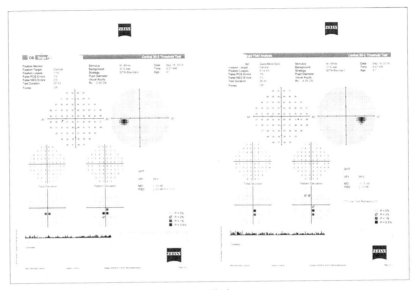

視野檢查

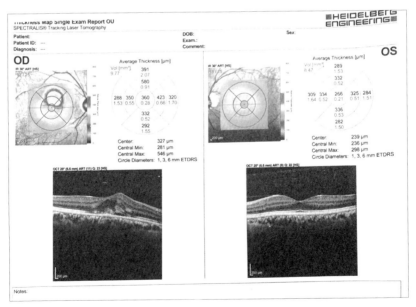

視網膜光學斷層掃描（OCT）

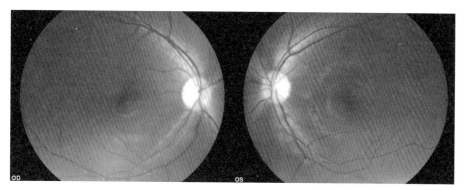

正常眼底

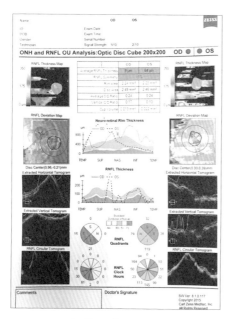

視神經纖維分析

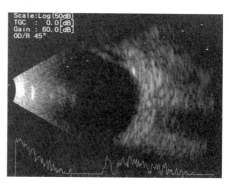

眼部超音波檢查

步驟 3 │ 清楚交待使用藥物、眼藥水及接受的治療與手術

如果在西醫眼科進行過眼內注射、雷射治療、手術治療與使用的眼藥水、服用的藥物，都有可能改變原先眼睛的狀態，使得從中醫的角度進行判別疾病階段有所誤判。

步驟 4 │ 了解中醫師怎麼治眼病

傳統的中醫眼科可以藉由傳統的望、聞、問、切四診合參，加上局部的觀察與病灶判讀來進行診斷。中醫的特點就在於不需要明確的診斷也能治療！有經驗的中醫眼科會依照患者的病情與症狀整體評估，使用內服濃縮中藥、水煎藥、薰眼、推拿、體針、頭皮針等方法，眼眶內針法不是唯一的治療方式。

步驟 5 │ 常規西醫檢查與治療不能任意停止

選擇中醫來治療眼病時，原本的常規西醫檢查與治療仍然需要維持。

對患者來說，能治療或改善的方式越多越好，在同一個治療方向之下，配合常規西醫治療檢查是必要的。目前法規規範中醫治療不能使用專業儀器進行檢查，更何況這些檢查需要專業人員才能進行操作與判讀。

有現代醫學檢查與急性介入治療作為後盾，中醫眼科治療時比較能安心放手調養，著重在改善體質、補足現代醫學不足的地方。畢竟眼睛疾病對於患者的心理影響很大，若是能中西結合一同改善眼病，這才能突破治療瓶頸，提升療效！

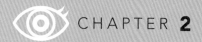

CHAPTER **2**

中醫看常見的 眼部疾病

眼睛的疾病種類繁多，但許多眼病大多是內在臟腑經絡的偏勢或損傷所致。眼睛是受害者，所以仍然要依照本身體質的條件治療，結合局部微觀病理機轉，以及從內臟連結至眼睛的所有路徑一同思考。

中醫理論認為，人體除了五臟六腑、經絡之外，還可以將人體的能量與營養物質分成陰質與陽氣兩種。陰質主要是人體具有營養、滋潤、填充的物質，而陽氣可以當成功能身的表現，或者是體內的能量、推動能力。

人體的陰與陽需要維持在動態平衡狀態，才不致於產生疾病，也能有比較好的自我修復能力。

中醫在眼科的療效

中醫眼科對於很多眼部疾病都有一定的治療效果，但若是結構損傷就需要長期調養，大致上可區分成：

★ ★ ★

眼睛痠澀、疲勞、充血、發炎，效果最好：像眼睛疲勞、急性結膜炎、調節力差、針眼等。上述眼病大多是眼睛過度使用，或是不慎感染所導致。可以配合使用西醫的眼藥水改善症狀，再輔以中醫治療避免再次發作。

★ ★

眼睛的功能變差與結構損傷，需要花時間調養：如飛蚊症、虹彩炎、乾眼症、老花眼、重症肌無力、青光眼、白內障、視神經萎縮、黃斑部水腫、黃斑部病變、視網膜病變、眼中風、眼外傷等，大多會先從眼睛的不適症狀著手改善，待出現視物清晰度、明亮度等變化，損傷的組織才可能開始恢復。

★

大面積的損傷、退化、萎縮、先天性疾病，效果最差：如先天性夜盲症、視網膜剝離、視神經嚴重萎縮、成熟的白內障、成年人的近視等，因為範圍過大，或是得病太久，效果有限。

｜眼部疾病｜
眼瞼跳動

在外貿公司擔任會計的怡臻戴著墨鏡走進診間。

怡臻：「最近一個月眼皮一直不自主的跳動，眼科說我眼瞼痙攣，點眼藥水也沒有改善，只有打肉毒桿菌才能緩解，但眼周肌肉因此變得僵硬，該怎麼辦？」

我：「如果眼瞼跳動一直反覆發生有可能是其他原因造成的，若是沒有從根本治療也可能再次發生。」

眼瞼痙攣是指不明原因且不自主的跳動，可能是因為神經不正常放電所導致。正常來說，眼睛大約會以每 6 秒至 20 秒眨眼一次，但如果因為用眼過度、壓力大、睡眠不足或其他原因就可產生頻繁的眨眼。

除了上述常見的原因之外，也需要考慮是否為顏面神經麻痺、三叉神經痛、癲癇、妥瑞氏症、乾眼症、結膜炎，或其他中樞神經疾病所導致，而部分藥物也可能引起眼瞼異常跳動。

現代醫學常見使用局部注射肉毒桿菌來抑制跳動，但常會受上眼瞼下垂、乾眼症、溢淚等副作用困擾，且持續時間不久，需重複注射。

中醫破解 ▶ 眼瞼跳動

中醫的標準病名為「胞輪振跳」又稱為「目瞤」，如果只是偶爾發生不需要治療，但若頻繁發生且無法自主控制大多需要治療。

臨床上可以區分為三種：

☞ 外邪誘發：**治療外邪為主**

有些病毒感染或感冒可能會使結膜發炎，讓眼睛產生異物感進而不停的眨眼，這時候需要治療外邪而不是眼睛本身。若是眼睛本身沒有異物感只有肌肉不停的跳動，就可能是外邪進入了肌肉層與經絡所引發的肌肉跳動。

☞ 血虛生風：**使用內服藥物**

這類在臨床上比較常見，可能眼睛的跳動時好時壞，早上起來或休息後會改善，大多是因為氣血虛弱或久病失調，讓眼周的肌肉得不到足夠的滋養而發生緊繃抽動，或是引發眼睛乾澀導致反覆閉眼。治療方式與乾眼症可以一起互相參照。

☞ 熱極生風：**配合針灸治療**

如果熱性疾病發展迅速，病邪往內傷到陰血使陰血不得濡養筋骨導致筋脈緊繃抽動；若影響心神就可能導致意識、雙眼上視，大多會出現高燒、躁擾不安，通常是比較危急的病程。

除了以上三種之外，也有一部分患者是因為身體經絡緊繃拉扯所導致，或是頸部、肩背部過度緊繃、壓迫氣血往上送到眼睛造成；如果眼瞼跳動過度頻繁，並發現視覺開始變昏暗就應該要留意轉變成眼底疾病的可能性。

臨床上治療外邪誘發與血虛生風可以僅使用內服藥物，但如果是急性病症時，配合針灸治療才可快速取效。

眼瞼跳動不困擾，對證治療要趁早

眼瞼跳動不停大多是其他問題的早期症狀，如果能在這時及早找出誘發原因，從根本治療，就能預防嚴重疾病發生。大多數患者的病因是過度疲勞，只要休息充足、心情放鬆、適度運動伸展就能緩解。

如果反覆振跳不停，就要依個人體質調養。維持正常作息與充足睡眠可避免症狀加重，如果長時間熬夜或疲勞，容易使身體緊繃、耗損身體的氣血使筋骨因緊繃而抽動。

適度運動有助於身體放鬆，但如果運動過度也可能讓筋骨緊繃，平時可多從事伸展、瑜珈、太極拳等類的運動，運動前後記得要暖身與收操，才不會造成運動傷害。

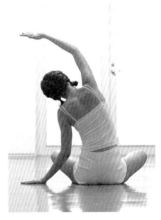

多做伸展運動，有助身體經脈通暢。

另外，需留意避免食用過度辛辣及烤炸等易耗損陰血，讓筋骨滋潤度不足的食物。平日宜多食用深色蔬果，以及深藍色、黑色、紫色、深綠色、紅黃色的蔬果。

多食用深色蔬果，有助調養體質。

此外，也別忘了攝取水分及蛋白質，很多人都認為血虛只需要補充鐵質，但血的成分不單純是鐵質，更多的是水、蛋白質、維生素、葉酸及微量元素等，如果忘記補充水與蛋白質，就沒辦法生成耗損的陰血。

飲水也是很重要，臨床上常見很多患者水喝太少，或是只喝茶、咖啡等屬於高滲透壓溶液的飲料，反而會讓身體的水分脫出，使身體更容易缺水。

運動飲料、酸梅湯、水果醋等帶酸飲品，可補充人體陰血。

如果身體已經大量消耗陰血與水分，只補充水已經緩不濟急，可以喝一些帶酸的飲品，如烏梅汁、酸梅湯、水果醋等，也可以補充一些運動飲料、甘蔗汁等，既能補充陰血還可散掉一些燒出來的虛火，緩解陰血損傷的程度。

最重要的還是建議找專業的中醫師依照身體狀況調養，而不是拖延到產生更嚴重的眼病才求醫。

| 眼部疾病 |
重症肌無力（上胞下垂、眼皮下垂）

　　巧靖因為上眼皮下垂至醫美診所治療，檢查後發現是重症肌無力，但在神經內科治療了很長一段時間都沒有明顯改善。

　　巧靖：「最近因為工作忙碌，早上起來沒那麼嚴重，但中午過後眼皮就一直掉下來，甚至看東西也變得不清楚。該怎麼改善呢？」

　　我：「中醫治療重症肌無力效果不錯，能延長改善的時間與減少症狀，但每個人的情況不同要視體質治療。」

　　重症肌無力是自體免疫性的神經肌肉疾病，任何年齡層皆有可能出現，常見於 20 至 30 歲的年輕女性與 50 至 60 歲的男性，易疲倦、眼皮下垂、複視、口齒不清、手腳無力，早上起來症狀不明顯，但中午過後會變嚴重。如果症狀加重影響到呼吸肌群可能會造成呼吸衰竭而有致命的危險。

　　臨床上發現，患者因為要保持睜眼會用額部肌肉用力撐開，易使抬眉紋變深、眉毛高聳，甚至出現用手撐開眼皮、仰頭視物的現象。

　　現代醫學使用抗乙醯膽鹼酯酶藥物（俗稱大力丸）、免疫抑制

劑，或是進行血漿置換術及胸腺切除術。

中醫破解 重症肌無力

中醫將重症肌無力稱為「**上胞下垂**」，包含的疾病除了重症肌無力外，還有顏面神經麻痺、中樞神經疾病、硬皮症、皮肌炎等及感染、外傷導致的症狀。

可能為先天發育不足或後天脾胃虛弱、經絡失調和及皮膚表層防禦力變差、外邪入侵而致病；或是久病之後，體內虛火過旺、耗傷陰血，使得肌肉失養而無力。臨床大概會區分成以下幾種：

◁ 風邪中經絡：**服藥配合針灸治療**

大部分為突然發生，可能是病毒或是細菌微生物造成，會出現身體重痛、惡寒或發熱。應先區分是否還有外邪？治療時先解外再祛風，可以考慮服藥並配合針灸，疏風通絡以加強療效。

◁ 氣虛、陽虛：**加強補氣與溫經通絡**

大多數患者以這一類為主要表現，可能精神疲乏、食欲不振、說話聲音低微。如果伴隨惡寒、怕冷、四肢冰冷演變成陽虛則需要加強溫經通絡。

◁ 陰虛陽亢：**滋陰潛陽清虛火**

通常久病之後皆容易傷到陰血，若陰血虛損會使脈管、經絡、肌肉緊繃讓肌肉活動無力；若病程持續惡化就可能產生出虛火，

使陽氣浮越。患者除了會用力抬頭張眼外，還易口乾、唇乾裂、全身黏膜容易破潰。此外，也可能先前完全沒有症狀卻突然發生，通常易出現在自體免疫疾病患者身上。

臨床上重症肌無力的變化比較多，需要考量身體伴隨的症狀、依照兩眼的嚴重度以及經絡循行的關聯來選擇治療手段，才能取得更好的療效。

血熱妄行：**考慮清血熱藥物**

如果出現皮膚乾縮、眼皮口唇乾硬不易張開，加上血管發炎、不定處出血瘀青，就需要考慮是血管層或是血中的火熱，一般清熱藥效果不甚理想，需考慮清血熱的藥物。

胃熱：**清胃熱助運化**

有部分的患者身體瘦、皮膚乾黑加上便秘、食量大容易餓，就屬於胃熱。如果經過治療將胃熱清除使排便順暢，部分患者的眼皮下垂也會跟著改善。

眼皮下垂早治療，追本溯源不可少

許多眼皮下垂的患者都沒有嚴重到重症肌無力的程度，而是過度疲勞以及身體虛弱而已，只要好好調養都能有效改善症狀。

如果身體比較虛弱，飲食就不可以過度暴飲暴食或是三餐不定時、過度節食減肥，應避免吃太多烤炸、辛辣食物以免讓腸胃負擔過大，加重消化系統的虛弱。建議少量多餐、細嚼慢嚥，讓

腸胃有時間完整消化食物，才能提升身體的氣血量。另外，冰冷與生冷的食物會讓腸胃道溫度下降，使體內濕氣增加影響消化功能，應該避免。

若是已經進展到重症肌無力或是其他血熱或陰虛的程度，就應該找專業的中醫師調養並配合西醫的治療與評估。如果是自體免疫造成的免疫過度亢進，病程的進展速度可能會過快，亂吃補或是食用太過辛辣刺激的食物可能會加重火熱的現象。

如果疾病屬於風邪中經絡，除配合中醫服藥與針灸治療外，平時還可以加強局部與周邊經絡的按摩（請參見下方眼周穴位示意圖），或是使用刮痧板、按摩棒刺激穴位，有助於疏通經絡、加速改善。

無論是何種體質，維持正常作息、情緒調適及適度運動與伸展拉筋都有助於身體找回自我修復能力。

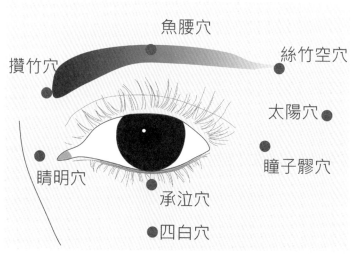

眼周穴位示意圖

| 眼部疾病 |
乾眼症

「我點了人工淚液、凝膠，甚至到眼科抽自己的血製作血清滴眼睛，為什麼眼睛還是很乾澀？」

35 歲的 Eva 一臉困惑的看著我，雙眼不停的一直眨。

我一邊把脈一邊回答：「從中醫眼科的角度來說，需考量的部分遠比想像中還要多，無論是身體無法製造足夠的淚水，或淚水分泌的路徑受影響，甚至是淚水無法保持在眼睛表面，都可能是造成乾眼症的原因。」

「就好比房間的電燈不亮了，是燈泡壞了？還是電線老舊斷掉？還是開關根本就沒有開？並不是換燈泡之後就可以搞定。」

從現代醫學來看，淚水主要由眼睛外上方的淚腺分泌，由外而內可以分成三層：油脂層、水液層（佔 95％以上）、黏液層。

其功能為：

· **油脂層**：主要是瞼板腺（Meibomian gland）分泌，可以延遲淚水的蒸發。

· **水液層**：提供角膜氧氣與電解質、蛋白、抗體。

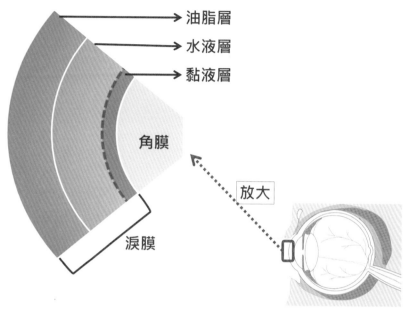

油脂層

水液層

黏液層

角膜

放大

淚膜

淚液三層結構

· **黏液層：** 幫助淚水均勻分泌在角膜上。

如果任何一層出現狀況，都會導致乾眼症的問題。

臨床上乾眼症患者約占成年人口 10 ～ 15％。常見的症狀有：眼睛刺澀、異物感、灼熱，或是黏液分泌、視力暫時模糊、眼睛癢、畏光、容易疲勞等。不過有些患者會有眼睛水水的、容易流眼淚的情形，這些是反射性分泌淚水，不容易停留在眼睛，反而會使眼睛更乾澀。

一般治療時會考慮為淚液分泌不足，或是揮發太快來選擇治療方式。

中醫破解 乾眼症

從中醫的角度來看，淚水也是從人體的氣血化生。本身的臟腑功能、經絡的通暢度，還有各種原因讓淚水消耗掉，都會導致乾眼症發生。

中醫眼科治療更重視整體的狀況如何影響眼睛，所以在臨床上大致區分成「製造不夠」、「路徑阻塞」和「消耗過度」等三大類型。

淚水製造不足：**虛則補之**

消化功能異常、營養吸收不足，或是長期消耗造成精血虛損，也都會影響眼睛健康。隨著時間久會進一步變成氣、血、陰陽的虛損，這些都是中醫眼科著重的部分，必須針對體質狀況進行調理，才能讓淚水正常產生。

輸送路徑阻塞：**經絡脈道及局部疏通**

身體的氣血仰賴經絡脈道的通暢才能輸送到末梢，還需要把代謝後的廢物排出。如果氣血輸送的路徑受到阻礙，像是長時間低頭、頸部眼部外傷、身體緊繃、太用力看東西，或是眼瞼太髒（正常眼瞼邊邊不應該有灰黑色的污垢，或是深褐色、灰色的分泌物）、化妝品殘留等，都會讓淚水無法送到眼睛表面導致乾澀。

除了運送的路徑受到阻礙，還要考慮臟腑的功能是否沒有力氣推動，間接影響淚水的製造，才能真正解決路徑阻塞的狀況。

꒰ 淚水消耗過度：**實則瀉之，避免耗損**

如果經常熬夜、日夜顛倒，如同機器過度使用，除耗損外，更會過熱，人體在這種情況下會產生虛火加速氣血消耗；時間拉長更可能耗傷陰血，甚至造成組織與器官損傷。

長時間使用 3C 產品、強光下工作、暴露在強烈藍光之下，從中醫來說會當成一種「火熱」、「火毒」的累積。其他如飲食辛辣、烤炸和其他燥熱的食物，也會傷津耗氣，使眼睛變得乾澀。

預防乾眼症，從留意用眼習慣著手

乾眼症的治療並不是症狀解決就好，最理想的治療應該是完全不需要依賴藥物，自行留意習慣與用眼方式即可，所以治療時著重在溝通與衛教；與其出現疾病再挽救，不如先從正確用眼、良好的生活習慣開始。

乾眼症最需要留意的是避免過度使用眼睛。光線本身就是電磁波具有能量，可以發電、發熱。只要是自體發光的物品，例如電燈、手機及電腦螢幕、投影機等，這些從中醫的角度來看都是一種火熱。長時間注視與觀看，對眼睛都屬燒灼傷害，所以，適度閉眼休息、調整螢幕亮度是需要的。

另外，辛辣烤炸食物大多會拿自己身體的氣血養分燃燒，產生出來的火更容易往上影響到眼睛，所以應避免吃這類食物。

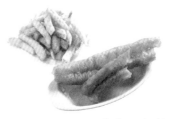

油炸類食物易產生火影響眼睛，應避免食用。

除了飲食與用眼之外，身體的姿勢與緊繃也是影響氣血輸送的重要原因之一。從中醫的角度來看，氣血輸送到眼睛需要經過許多關卡，包括臟腑本身、經絡、脊椎、胸口、膏肓、肩膀、脖子、後頭部、頭骨、眼眶、眼底等，這些路徑如果受到阻礙就沒辦法讓氣血正常敷布到眼睛，使得眼睛乾澀。

所以每一位患者都不是單一原因造成症狀的，沒有單獨一種治療方式。詳細的眼睛保健指南，請詳見本書第四章。

乾眼症令人困擾，但如果依照個人狀況進行治療，並且結合全身狀況、臟腑氣血調養，加上良好習慣，就有機會完全根除乾眼症的問題。如果仍然無法改善，建議找專業的醫師、中醫眼科醫師仔細評估治療。

飛蚊症

　　近幾年，學校推行使用電子白板之後，許多國小老師們也開始覺得眼睛不舒服。有位國小老師十分焦慮來到我的診間詢問：「醫生，我眼睛突然看見好幾隻蚊子飛來飛去，想要打又打不到。這種飛蚊症可以治療嗎？」

　　我說：「『花非花，霧非霧。夜半來，天明去。』這首白居易的詩句，其實就描述著他的飛蚊症。飛蚊症其實很常見，但大多需要詳細檢查評估。」

　　造成飛蚊症的原因很多，一般看到眼前有些如黑絲、魚鉤、圓圈、雲朵、變形蟲，或黑或灰或透明等，都統稱為飛蚊症。但只要在視網膜之前有任何的雜質，大到足以被看見，就會產生飛蚊症。

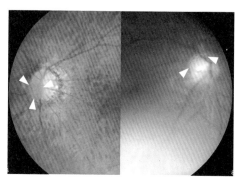

眼底攝影底下看到的飛蚊症

以現代醫學來說，飛蚊症可以區分為以下幾種：

飛蚊症
- **生理性**：約佔 1 / 5，數個飛蚊，大多 40 歲以下。
- **退化性**：約佔 3 / 4，1 至 2 個飛蚊，通常 40 歲以上。
- **病理性**：約有 1 / 20，數量多，恐有失明危險。

其下又可細分為：

- **玻璃體退化**：玻璃體混濁、玻璃體牽扯。
- **玻璃體出血**
- **視網膜相關**：周邊視網膜裂孔、格子狀退化。
- **其他眼病**：青光眼、黃斑部病變、葡萄膜炎等。
- **全身疾病**：糖尿病、高血壓、眼中風等。

最需要留意的是病理性飛蚊症，如可能是局部眼底視網膜破洞，產生出血而導致玻璃體混濁，或者視網膜受拉扯造成的視網膜裂孔，甚至是嚴重的眼病如：青光眼、視網膜剝離、視網膜出血等。

此外，也可能是全身性疾病，例如糖尿病視網膜病變、高血壓視網膜病變、眼中風、黃斑部病變等，都可能急性發作產生視網膜剝離，有失明的危險。

但是傳統中醫沒有儀器可以檢查，詳細原因還是要經由眼科醫師散瞳檢查才能區分。

◎ 特別叮嚀

如果飛蚊症數量突然增加，合併閃光感、視野缺損、視力模糊等，即可能有更嚴重的問題需要治療，一定要至眼科散瞳檢查。

中醫破解 飛蚊症

中醫眼科治療飛蚊症，除了傳統的望聞問切四診之外，還可以從飛蚊的狀況型態來做區分為：透明飛蚊及灰黑色飛蚊。

◎ 虛證（透明飛蚊）：**服藥優於針灸**

透明的飛蚊，就中醫來說一般是虛證，有可能是細胞脫落，或玻璃體混濁，如果合併全身性或臟腑本身的虛損，可能是下面的情況造成：

‧**氣虛**：伴隨著精神狀況、早晚變化，或是用眼越久越多，以及全身性的疲倦、食欲不佳等症狀。

‧**血虛**：可能為中央透明、邊緣清楚，像是逗號或圓圈型，多會伴隨眼睛乾澀疲勞，以及全身性的血虛症狀。

．**勞損**：一般會伴隨眼睛嚴重痠澀、視物模糊，或是像白色閃爍光線，以及頭暈昏沉、腰膝痠軟等全身勞損症狀。

治療上，服藥效果會比針灸來得好。畢竟針灸能調動的是無形的氣，要從無形的氣轉換成人體需要的陰、血是非常困難的；且針灸治療大部分是在針灸當下才有療效，但疾病是持續在進展的，服藥才能讓治療的效果持續，不會因為沒針灸就沒效了。

⟲ 實證（灰黑色飛蚊）：**需要從根本治療**

灰黑色的飛蚊從中醫角度來看，通常是實證，也有些是其他原因造成的，例如：

．**氣滯**：通常會因為情緒、壓力或睡眠差而加重，會出現口乾、胸口脹悶、食欲差等症狀。

．**血瘀**：一般會有外傷、手術史或是心血管相關疾病併發，也可能是頸部、脊椎、薦椎的傷，或是脊椎小錯位造成，通常伴隨有眼周腫脹、緊繃、疼痛感。

．**火熱**：可能因為飲食上食用烤炸辛辣食物之後發作，或是長時間用眼、強光刺激後出現，通常眼睛本身容易有灼熱感、乾澀及眼乾口乾等症。

．**痰濁**：一般飛蚊會在吃飽後加重，或是有頭昏悶、眼睛黏黏的感覺、眼眵（眼屎）較多、視物有如隔紗一般，及食欲差、排便軟黏。

·**濕熱**：通常會有嚴重的眼睛黏滯，或是眼眵很多、反覆流眼油、眼睛血絲多、口苦口乾、身體煩熱等症狀。

眼睛的許多症狀其實是五臟六腑、氣血陰陽、經絡、情緒等因素導致，一個人的症狀有可能有多重原因，也可能互相夾雜。從根本治療、截斷病勢，才能讓產生眼病的機制中斷或終止。

預防飛蚊症，避免過食冷飲

通常飛蚊症的患者，都非常焦慮且擔心，但過度焦慮擔心反而會讓身體緊繃，進而影響氣血通暢，加重飛蚊症的現象。

從中醫眼科的角度來看，除了是身體本身的問題之外，更多是不良用眼習慣誘發或加重；或者也有些眼病初期症狀是從飛蚊症開始出現的。所以，維持良好的用眼習慣是很重要的事情。

養成良好的生活習慣也是喚醒身體自癒力的不二法門，包括晚上 11 點前睡覺不熬夜、情緒平穩勿過怒焦慮、戒菸、避免過食寒涼冰冷、辛辣、烤炸食物等。臨床上常常看見飛蚊症的患者喜歡喝冷飲，當戒除冷飲之後，飛蚊症也跟著減少了許多。

飛蚊症並不是無法治療，即使是西醫眼科無法治療的生理性飛蚊症，也可以從中醫角度來整體思考，從改善眼部循環狀況，調整身體機能等方式調整。配合醫囑，調整用眼習慣與生活作息、飲食，才能加快治療效果。

此外，平時可以多做伸展運動，幫助身體經脈通暢，更有機會讓身體的氣血來修復眼睛健康。

Q 吃鳳梨可以治療飛蚊症？

A：酵素無法進入眼底，飛蚊治療因人而異。

曾有媒體報導，食用鳳梨可以治療飛蚊症，是否有效？以中醫角度來看，鳳梨的成分是否能進入眼底？不同條件下的飛蚊症是否能用同樣的方式治療？都有很大的疑點。

鳳梨酵素是一種蛋白質，照理說，人體在吃入食物後，在胃中會因為蛋白水解酶的關係而被破壞成小分子，再分解成胜肽與胺基酸進入人體。所以，血中不太可能留下原本的鳳梨酵素。

就算鳳梨酵素沒有被破壞掉留在血液中，到了視網膜也不能進入眼底。在視網膜存在著「血管視網膜障壁（blood-retinal barrier）」，並不是所有成分都能進入眼睛。血管視網膜障壁除了特定的分子會進入之外，剩下的都要藉由受器接合，才能通過這個屏障到達眼內。很可惜的是，並沒有可以接合鳳梨酵素的受器，所以鳳梨酵素也是無法進入。

無論透明、灰黑色絲狀點狀，或黑色塊狀飛蚊，都需要經由合格的中醫師四診合參，並結合現代醫學儀器檢查、檢查報告，與生活習慣、飲食、作息等進行綜合評估，沒有萬用的治療方式。

臨床上，排除掉眼底疾病後，有部分患者是身體缺乏營養素，所以補充蔬果之後，也能改善部分患者的視覺狀況。

治療時建議先找合格的眼科醫師進行眼底及眼部的檢查評估，再交由合格的中醫眼科醫師進行中醫的辨證與診察，依照個人的體質狀況分階段治療，才是最有保障且安全有效的方式！

角膜炎與結膜炎

在百貨公司化妝品專櫃工作的小珊，這一陣子眼睛一直爆血絲，紅腫刺痛，還沒坐下來就急著說：「為什麼我點了眼藥水，眼睛還是那麼紅，都快要睜不開眼睛了。」

我觀察了她的眼睛，確實有充血與分泌物較多的症狀，但問了一下才發現，原來小珊長時間配戴隱形眼鏡，又必須每天上妝。

我說：「因為妳的工作關係，使得眼睛仍然會持續發炎，畢竟造成發炎的原因還沒解決，如果能配合調整，發炎的問題就可以快點改善。」

結膜炎是眼科門診最常見的問題，一整年都可能發生，但在春夏季最容易出現；角膜炎通常是長時間配戴隱形眼鏡引起的，也容易影響視力。最常見的症狀有：眼睛紅腫、流淚、刺痛、灼熱感、畏光以及白色黏液分泌物增加。

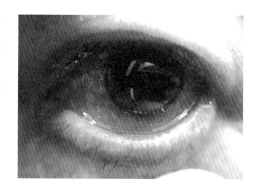

急性結膜炎

・**急性結膜炎**：多為病毒或細菌感染，但反覆揉眼睛可能併發細菌感染。

・**過敏性結膜炎**：通常是接觸到過敏原引起，如花粉、塵土、毛髮等。

・**角膜炎**：通常是外傷、戴隱形眼鏡等原因，使得角膜的上皮細胞受到損傷，讓微生物趁機侵入造成發炎，嚴重時引起潰瘍、產生瘢痕造成失明。

現今眼科治療角／結膜炎多使用抗生素與類固醇，潛伏期約 5 到 12 天，病程約 2 ～ 3 周。但是使用類固醇要非常小心，需要留意是否會造成青光眼。

中醫破解 ▶ 角膜炎與結膜炎

急性結膜炎：**祛風解熱為主**

從中醫的角度來看，急性結膜炎通常都可能是外來的風熱感染所導致。發炎症狀的紅腫可以對應到火熱；而畏光、刺痛癢等症狀，則有可能是因為外來的病邪，也就是中醫所講的風邪所導致。

過敏性的慢性結膜發炎：**運動及調整經絡、臟腑**

過敏性慢性結膜發炎以中醫來講，可能是因為經絡及臟腑的偏勢導致體內氣血正氣無法正確辨識外邪，以及無法將病邪對抗外出。

反覆發炎之後所產生的結痂、破皮，通常這種瘢痕組織在局部上，可以看見結締組織增生。從中醫角度來看，我們可以把它當成是痰飲以及瘀阻。

◁ 流行性結膜炎：**服用藥物、花草茶、針灸**

流行性結膜炎在中醫稱為「**天行赤眼**」或是「**風火眼痛**」，就中醫的角度來看屬於外來感染導致，風熱邪毒常會引起流行，治療時疏風散火法是首選。

中醫沒有眼藥水，怎麼治療？當然是服用藥物或是針灸。其他還有外薰、點眼等治法，但就健保的規範下仍然是以吃藥或針灸為主。

在治療上，中醫可以考慮的有幾個部分，第一個部分是疏風散熱，也就是說我們把結膜炎與角膜炎當成是外來的病邪或者是外來的風熱感染，治療時可以選擇疏散風熱。

如果沒有藥物的輔助，我們可以泡菊花、薄荷、桑葉、淡竹葉茶等花草類的飲品。酌量飲用就好，菊花一次 6 朵以內，或是一個茶包的量就好，如果用量過多反而容易出現反效果。

對中醫來講，大部分花草類都是疏散風邪為主有助部分角膜及結膜發炎現象；但如果是慢性結膜與角膜發炎，則必須要考慮是否為身體、臟腑以及經絡問題，可透過運動、調整經絡、臟腑來治療。

適量飲用菊花茶、薄荷茶可以疏散風邪。

預防角膜炎與結膜炎，你可以這樣做

結膜與角膜發炎大部分都是外來的感染，或患者本身正氣不足所導致，所以眼睛的清潔非常重要。

如平常時盡量不要用手搓揉眼睛。在公共場合留意個人衛生習慣，**去游泳池及三溫暖時小心留意自己蛙鏡的清潔**，以及盡量不要不配戴蛙鏡直接下水。另外，如果有在眼睛周邊化妝、畫眼線、眉毛及眼影等，也要仔細清潔與卸妝。

這幾年秋季及冬季台灣的空氣品質下降，可能導致眼睛結膜發炎，所以如果在空污嚴重時請盡量避免外出。

運動可以強健身體，並且加強身體正氣與經絡的通暢。如果有反覆過敏的現象，平時也要養成運動的習慣，以維護身體正氣抗邪的能力。

從臨床上來看，許多過敏的患者是因為腸胃問題，或者是作息不良，讓自己身體的正氣耗傷，導致過敏反覆發生；所以養成良好的飲食習慣以及正常的作息，可以減少過敏發作並避免過敏性結膜炎產生。

使用隱形眼鏡時一定要留意，隱形眼鏡裡有類似海綿狀的結構，以幫助氧氣經由隱形眼鏡的縫隙傳到眼睛。我們的眼角膜很怕缺氧，所以如果長時間配戴隱形眼鏡，卻沒有仔細清潔時，很有可能會使眼睛缺乏養分、氧氣以及水液供應導致慢性發炎。此外，長戴式隱形眼鏡、硬式隱形眼鏡，或者是角膜塑型片，也必須要留意清潔。

麥粒腫（針眼）與霰粒腫

安琪這幾年在實驗室工作，但這一年開始右眼瞼一直反覆長針眼，覺得很困擾，所以來到我的門診就診。

安琪說：「為什麼長針眼會拖那麼久？眼藥水也點了，還去眼科做了手術，結果還是一直長出來。」

原來，實驗室的生活需要長期晚睡又喜歡吃宵夜，難怪針眼反覆發作。

我說：「如果能改善飲食習慣，減少烤炸的食品並調整作息，針眼的問題就可以大幅改善。」

麥粒腫（針眼）與霰粒腫是眼睛的急性發炎病症，兩者的差別在於有沒有化膿。

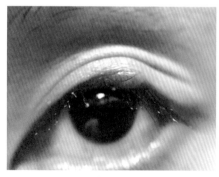
麥粒腫

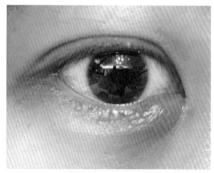
霰粒腫

麥粒腫大多合併細菌感染，所以可以看見急性紅、腫、熱、痛，偶爾可以看到耳前淋巴腺腫、全身倦怠等症狀，外型可以看見凸出的尖頭，就跟針頭一樣，所以又稱為「**針眼**」；霰粒腫則是慢性的發炎性肉芽組織，一般不太會疼痛。

眼瞼邊緣有許多腺體的開口，例如皮脂腺、汗腺、麥氏腺以及睫毛毛囊。如果這些開口因為反覆發炎讓油脂無法排出，加上細菌增生，就可能導致紅腫疼痛發生。

一般來說，如果常常反覆發炎，大多是本身有慢性發炎，或是瞼板腺分泌過度旺盛、用眼過度、熬夜、偏食、吃過度油炸物導致荷爾蒙失調等，此外，全身狀況不良的人也比較容易發生麥粒腫與霰粒腫。

中醫破解 麥粒腫與霰粒腫

從中醫眼科來看，麥粒腫與霰粒腫可以分解成兩個部分：皮脂腺阻塞與發炎。

皮脂腺阻塞：化痰、消除腫塊

皮脂腺阻塞的情況，看到的是分泌物增加，這些屬於人體代謝產生，中醫認為，這些是痰飲時間久了之後水分漸漸減少而開始出現的腫塊，進一步變成硬塊後就是中醫說的「癥瘕積聚」。治療時，除了化痰之外，還得要思考如何消除腫塊。

反覆發炎：找出根本原因避免再次發炎

如果反覆發作，局部結構通常已經受到破壞，眼睛周邊阻礙產生，使眼睛周邊的熱及代謝產物沒辦法順利排出到眼睛外面。這時要找出反覆發炎的原因，避免再次產生火熱上擾機制，才能解決反覆發炎的問題。

臨床上，常可以看到三種類型：

· **第一型陰虛化熱**：形體消、口燥咽乾、潮熱盜汗、手足心熱、尿少色黃、大便乾結、舌紅少苔等，大部分是因為長時間疲勞、晚睡、身體消耗產生的。

· **第二型脾胃內熱**：容易餓、食量大、渴喜冷飲、口臭、便秘、牙齦腫痛、舌紅苔黃等，可能是因為長時間吃了非常多的烤炸辣食物，或是肉類、魚類，導致腸胃消化功能負擔過大，產生的胃火往上衝到眼睛導致反覆發炎。

· **第三型肝膽火旺型**：患者通常容易眩暈頭痛、面紅目赤、口苦咽乾、脅肋疼痛、煩躁易怒、失眠多夢等，有可能是情緒波動、遺傳體質影響。

治療上選擇不是直接清火熱，畢竟這些都是眼睛外部的發炎，如果用太過強的藥物後，可能會因為這些藥物的性質傷害正氣，更容易使得後續疾病更難治療。

適時冷熱敷，預防針眼找上門

西醫眼科治療時可能會開立抗生素、眼藥水或是局部的消炎藥，但就中醫來看，會建議患者在沒有紅腫疼痛的情況下，多熱敷眼周改善局部循環加速阻塞油脂排出。

但在紅腫痛嚴重時，熱敷可能會加速局部發炎狀況，所以在嚴重發炎的情況下，可以考慮用冰敷來緩解眼睛周邊的疼痛；但冰敷溫度不宜太低，以免使局部血管收縮過度，導致局部火熱以及代謝物不容易排出，使發炎狀況惡化。

長時間晚睡、熬夜或是日夜輪班，產生出來的虛火反而可能使陰血更虛。養成良好的作息是非常重要的，避免晚睡與熬夜，至少在晚上 11 點前入睡，以免在過度疲勞的狀態下，讓身體正氣進一步消耗，無力抵抗外來的病邪導致反覆發炎的狀況。

養成規律作息、飲食避免烤炸辣的食物。如果平時消化功能較差，不宜吃太多肉品及烤炸辣食物，包括餅乾、洋芋片等零食，以免增加腸胃消化負擔，使得脾胃內熱產生。

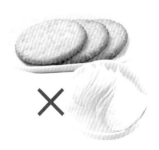

餅乾、洋芋片等零食，易增加腸胃消化負擔。

情緒的部分也一樣，保持身心愉快、適度釋放壓力、不要過度壓抑或生氣，以免產生心肝火旺導致眼睛發炎。

如果眼睛容易長針眼，或是已經開始發炎或長針眼應盡量減少眼睛化妝的次數，且不要搓揉眼睛。配合醫師的診斷與治療，針眼的狀況是可以治癒的。

帶狀疱疹眼炎

　　國賢連續二個月每天加班又睡眠不足，在右側額頭及眼睛長了帶狀疱疹。經過抗病毒藥治療之後雖然沒有留下疤痕，但視力一直沒有恢復，仍然會刺癢流淚，額頭也一直刺麻灼熱。

　　經過二週的治療，眼睛的灼熱疼痛感改善了，也覺得視野清晰一些。國賢很感慨的說：「沒想到中醫治療帶狀疱疹這麼有效，早知道剛開始發病的時候就來治療了。」

　　我：「的確會有些效果但長在眼周的帶狀疱疹太過於危險，還是要配合抗病毒藥物治療。」

　　帶狀疱疹是感染帶狀疱疹病毒後再次復發的症狀，第一次感染時的症狀是水痘，之後病程就會延著皮膚病燒或是血液潛伏寄生在神經節裡面，等到免疫力低下時發作。

　　任何部位都可能長帶狀疱疹，但如果長在眼周或是額頭就要小心侵犯到眼睛，可能出現眼睛紅、痛、流淚、視力降低等症狀，嚴重時甚至會造成角膜炎、結膜炎、鞏膜炎、虹彩炎等；神經受傷之後就可能造成神經失養性角膜炎、眼肌麻痺、疱疹後神經痛等，比較嚴重的會在角膜上產生瘢痕。治療時需連續服用抗病毒藥 7 至 10 天，如果沒有及時治療甚至有失明的危險。

一般建議初期使用抗病毒藥 Acyclovir，之後則可配合中醫治療。急性期大多是火熱或是濕熱，宜先處理嚴重發炎與病毒疹；待使用抗病毒藥、痘疹已消退後，但神經痛與灼熱感仍然存在，就可輔助中醫治療。

中醫破解 帶狀疱疹眼炎

中醫對於疱疹後的眼炎仍然會持續處理火熱與濕熱的問題，但特別要加強局部的疏散風熱與經絡疏通，如果併發神經性損傷，則需要配合針灸治療。中醫輔助大概可以區分成三個部分：疱疹後的疼痛灼熱、神經損傷的視力低下、疱疹入眼的瘢痕。

疱疹後的疼痛灼熱：**處理火熱與濕熱**

在疱疹的急性期皮膚與黏膜嚴重發炎充血，灼熱疼痛感非常明顯，雖然在急性期已經用抗病毒藥減緩感染的情況，但局部組織的火熱與濕熱仍然沒有祛除。臨床治療時仍會依患者個人體質與當下脈象、舌象的反應等持續清熱祛濕，使得脈象與舌象能夠回復平和，局部損傷的灼熱疼痛才能改善。

神經損傷的視力低下：**疏通經絡、增加滋養**

神經損傷不容易修復，但對於人體來說，修復能力來自於損傷部位的氣血供應是否充足及局部的發炎是否改善而定；所以應考量患處與身體的經絡脈道是否通暢，讓病灶處的組織增加氣血精氣，提升自我修復能力。

◁ 疱疹入眼的瘢痕：**清熱滋陰酌加化痰祛瘀**

身體產生瘢痕後，病灶處在初期會先水腫，時間久了之後因為津液變乾，代謝產物增加就變成痰飲留存。如果拖延久了，瘢痕組織開始增生產生纖維並影響血液流動就屬於痰飲與血瘀。對於瘢痕，中醫治療的效果不明顯，除了清熱外，還要考慮陰血是否充足，需要加上風藥與化痰、祛瘀才能提升消除瘢痕的效果。

以現今的醫療來說，雖然可以用抗病毒藥治療帶狀疱疹的急性發炎現象，但抗病毒藥是破壞 DNA 聚合酶，仍然具有神經毒性與腎毒性，所以治療時還要考慮清熱解毒的部分。

帶狀疱疹眼炎仍困擾，中醫治療祛毒不嫌少

帶狀疱疹大多是因為過度勞累、免疫力下降才會發作的，所以最基本的預防就是避免過度疲勞，要有充足的睡眠與休息才能提升人體正氣。

急性發作時，局部的熱毒非常旺盛甚至會深入血分，使得治療非常耗費精力，所以除了藥物治療外，還會建議輔以食療，如吃一些綠豆湯或是苦瓜、甘蔗、仙草等幫助清除火熱。至於青草茶、苦茶、養肝茶則要小心，如果原先腸胃就比較虛弱或是懷孕則不建議飲用。

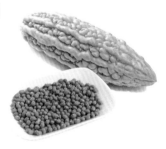

綠豆湯或是苦瓜可幫助清除火熱。

在灼熱疼痛時，如果皮膚表面與眼睛沒有傷口可以局部使用冷水冷敷，不建議使用冰塊或冰水直接冰敷以免使眼角膜與結膜受傷，也切記不要弄破水疱以免產生細菌感染。

如果已經度過了急性期，慢性期的神經痛與灼熱感就需要時間來修復。可以增加一些滋潤食物的攝取，如山藥、秋葵、木耳、蓮子、燕窩等；飲水也需要充足，既能滋養身體津液也能減少虛熱產生，還能滋潤眼睛。

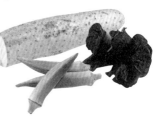

山藥、秋葵、木耳能減少虛熱產生並滋潤眼睛。

日常飲食除要避免辛辣、烤炸食物外，還要避免食用海鮮以免加重發炎程度；至於太酸、肥甘油膩的食物則不適合，以免影響體內濕氣阻滯讓病邪不易排出導致病情纏綿。

此外，適度運動也能提升人體的免疫力，無論是太極拳、瑜珈、皮拉提斯或是有氧運動都很不錯，重點是養成規律。季節交替時也要留意保暖避免感冒。

眼睛的部分則要減少使用 3C 產品的時間，光線也是一種電磁波對眼睛來說是一種火熱直接燒灼；帶狀疱疹眼病的患者眼睛已經受到火熱之毒的損傷會覺得畏光、用眼時間無法太久，讓眼睛有充足的時間休息，才是讓眼睛恢復的根本做法。

老花眼

　　Rick 這幾年常常抱怨眼睛脹痛，盯著電腦久了又覺得看不清楚，別人都說這是老花眼，但 Rick 很不服氣的說：「我才 40 歲怎麼會是老花眼？」

　　我說：「其實老花眼只是一個現象，只要是調節能力下降，近距離看不清楚，加上眼睛痠脹疲勞，就可能是老花眼提早出現。」

　　只要上了年紀，人人都會得到老花眼，主要是因為人類的水晶體從出生之後開始使用，隨著年齡增長失去彈性，通常 40 歲以上水晶體的彈性就只剩下年輕時的五分之一，睫狀肌收縮力逐漸減少，看遠看近的能力變差，使得近距離的東西看不清楚。

　　因為現代人長時間使用 3C 產品，在近距離使用下，易使眼睛變得緊繃造成肌肉收縮能力疲乏，使得老花眼提早報到。現代人眼睛提早老化，如果出現以下情況，就要提高警覺，老花眼也許開始找上門了！

❶ 光線昏暗時看不清楚。
❷ 近距離用眼與看手機疲勞。

❸ 視線轉移時需要調節的時間過久。

❹ 有時候看得清楚,有時候模糊。

❺ 眼睛容易痠澀脹痛,或是眉心緊繃疼痛。

中醫破解 ▶ 老花眼

從機轉來看,老花眼大概是兩個狀況所導致的,第一個是水晶體的老化,第二個是睫狀肌調節力變差。畢竟人不可能不變老的,我們能做的就是對抗老化的速度。

✂ 自然老化:**緩解緊繃、減少消耗、適度滋養**

・睫狀肌調節能力下降:產生出來的是眼睛與周邊的緊繃痠脹,畢竟睫狀肌也是人體的肌肉組織,即中醫的「筋」,如果緊繃無法緩解,中醫治療時可以使用養血柔肝、疏通經絡,或是酸甘化陰等方法緩解。

・水晶體老化:主要產生的是老年性白內障,但白內障考量的問題更加複雜,後續的篇章會再詳細說明。從中醫的角度來看,抗老化需要考慮「腎氣」充足與否:腎氣除了泌尿功能之外,與生長、發育、生殖系統都有密切的關聯。畢竟人一定會老,不可能返老還童或是長生不老,患者能做的,就是減少消耗與適度滋養。

✂ 年輕型老化:**避免過度消耗**

老化是許多原因綜合呈現出來的結果,腎為先天之本,陰血

又是全身滋養的主要原料，人體老化大多是從這裡先出現。年齡與老化不一定正相關，臨床上常看見「金玉其外，敗絮其中」的患者，即大多仗著還年輕，過度操勞、消耗身體，反而外強中乾，加速老化。所以，常會看見20多歲就出現老花眼、白內障的情況。

眼球運動，讓你眼睛變年輕

如果老花眼的現象提早發生，除了考慮試著用上面的方式治療外，還可以從調整用眼習慣、緩解眼睛周邊緊繃不適著手。像是看東西的時候，盡量不要太用力盯著物體，以免過度用力讓睫狀肌及眼睛周邊的肌肉變得更加緊繃，使老花眼現象更嚴重。

眼球運動可以幫助緩解眼睛疲勞與伸展頸部的經脈，但要慢速度並盡量延伸。一般的眼球運動只有轉動眼球，但我在臨床上會要求將眼球運動放慢速度，並且隨著眼睛看的方向一起轉動，如眼睛往上看時頭也跟著向上看，眼睛往下時頭也向下看（詳細做法請參見 P183）平常多看遠的地方，讓眼睛逐步適應看遠，以緩緩睫狀肌的緊繃。

畢竟老花眼是正常的老化現象，養成規律作息，盡量不要讓身體消耗過度，不管是精神上、體力上或是身體上的消耗。

盡量減少看近距離的時間，並且中斷休息，讓身體有時間自我修復、延緩老化的速度，這樣就有可能改善老花眼的狀況。

白內障

　　陳伯伯這 1 年覺得眼睛不僅容易疲勞痠澀還看不清楚，重新配眼鏡也沒有改善，只好到眼科檢查。眼科診斷為白內障且已經影響到視力，建議手術治療。

　　陳伯伯說：「醫生，能不能用中醫治療白內障？我不想開刀……」

　　我說：「如果是初期白內障也許還可以治療且延緩白內障加重，但如果已經嚴重影響視力，就不建議拖太久，畢竟過熟的白內障可能會造成眼壓上升、壓迫視神經，這時候就來不及了。」

　　人類從出生開始就受到光線的刺激，水晶體便開始進行生長與凋亡。一般來說，到 55 歲左右水晶體也會慢慢轉為黃褐色，這是正常的老化性白內障。有些老年人雖然有白內障，但透光性仍然好，這種生理性白內障（老化性）不一定需要治療。例如著名的畫家莫內、梵谷都是白內障患者。

　　臨床上看到越來越多年紀不到 50 歲，甚至是不到 20 歲就出現白內障，仔細詢問之後發現很多是長時間使用 3C 產品，或強光下工作、日夜輪班、長期熬夜，或者是眼部外傷或手術造成的。

　　這些早發型的白內障通常是一隻眼睛開始，外觀可以看見瞳

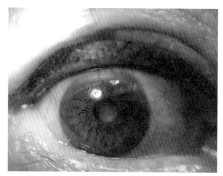
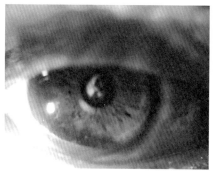

老年性白內障　　　　　　　　　早發型白內障

仁不規則模糊。這種狀況與老化性白內障不太一樣，治療相對來說就麻煩許多。

中醫破解 ▶ 白內障

　　中醫治療白內障需要依照不同的體質狀況，分辨身體如何影響眼睛形成白內障，依照不同的階段進行治療。除了老化之外，還有長時間看螢幕、強光下工作、熬夜或晚睡、飲食重口味過鹹、長時間體力或精神消耗等都有可能讓水晶體產生變性模糊。

✑ 依體質及階段進行治療

　　中醫治療白內障大致上可以從四個層面來著手：

　　· **本身虛損**：比較常見的，像是血虛、肝腎陰虛，或是飲食不恰當讓消化功能變差，身體的養分吸收不足，也會加速白內障成熟。

‧**循環障礙**：若是循環變差，身體的養分無法順利送到眼睛，也可能使眼睛營養不良，加速老化形成。

‧**代謝廢物累積**：白內障形成初期，是先從水晶體前囊水腫、核性模糊開始，這時候大多是體內的水濕、代謝物累積形成白內障。

‧**內熱燒灼**：如果是火熱過旺，可能會使得蛋白質變性，或是組織產生破壞，造成無法逆轉的損傷。

中醫治療一定要考慮局部的循環障礙及損傷，如果沒有一併治療，在治療過程中患者可能會主訴疾病沒有改善，漸漸失去耐心而放棄治療。

無論治療何種眼病，全身的體質與致病機制、局部的病理機轉、內在路徑與通道，三者的結合與拿捏非常需要經驗與平衡。

有些患者在治療中反映好像看比較清楚了，但回眼科複診白內障仍然存在，或是覺得原本白霧疊影的地方開始變清晰但視力仍然沒有變化，上述並不代表白內障是否有改善。

結合中西醫治療，成效較佳

通常初期與中期老年性白內障可以嘗試治療，但年輕、單眼、不均勻的白內障效果不佳，也可能在治療後仍持續惡化，所以建議配合西醫眼科定期追蹤，掌握治療時機。

若是視力低於 0.3，或為已成熟的白內障，靠中醫治療或是接受現有的眼藥水治療都已經很難逆轉。當西醫眼科醫師建議手術時，通常水晶體都已經嚴重模糊，白內障成熟蛋白質幾乎完成變性，就像雞蛋的蛋白煮熟了，要再恢復清晰透明很困難。

更何況過熟的白內障很有可能使睫狀肌的房水排出管道受到阻塞，進而產生高眼壓、青光眼等疾病，嚴重時可能導致視神經損傷、永久性失明，所以視力已經很嚴重時，請評估接受手術時間。

一般來說，我會給患者 4 ～ 6 週的治療期，如果在這段期間內都沒有變化或是持續變嚴重，請一定要去動手術置換人工水晶體，避免更嚴重的眼病產生。

白內障治療因人而異，不同病程選擇不同，請找專業中醫眼科醫師診斷評估。

｜眼部疾病｜
甲狀腺突眼症

　　正在讀大學的韋廷眼睛突出半年了，而且常常眼睛紅，到眼科檢查發現是甲狀腺突眼症。但因為治療很久仍然沒辦法改善，所以來到我的門診尋求幫助。

　　韋廷：「我發現越晚睡，或是打電動越久，眼睛就會更突更不舒服，這是為什麼呢？」

　　我笑著說道：「晚睡或是大量用 3C 產品，對眼睛來說都是很大的負擔，無論是熬夜產生的虛火，或是看電腦太久的局部火熱燒灼，都是加重甲狀腺突眼症的原因。」

　　甲狀腺突眼症可能是眼窩脂肪過度增生、眼外肌肥大緊繃或是眼睛發炎反應，使得眼球向前方推擠而讓眼睛突出。甲狀腺突眼症與甲狀腺機能亢進不一定有因果關係，也可能是產生的自體免疫抗體攻擊眼睛所產生。

　　一般來講眼睛的上眼瞼會覆蓋黑眼珠的 1／3～1／5，下眼瞼會貼齊黑眼珠的下緣。當眼睛突出的時候，從正面可看見眼瞼退縮，或是眼瞼覆蓋範圍變小，在側面可以明顯看見眼睛突出，眼睛閉上的時候沒辦法完全閉合。

　　甲狀腺突眼症的患者常會抱怨眼睛活動緊繃，或是眼睛沒辦

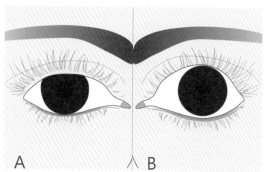
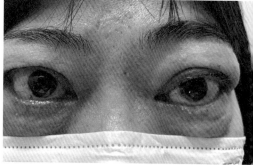

正常眼睛（A）VS 甲狀腺突眼的眼睛比例（B）

甲狀腺突眼症

法完全閉闔使眼睛變得更加乾澀；大多還會出現畏光、流淚、角膜破皮，或是出現複視、斜視的情況，進一步還有可能導致視力模糊。如果壓迫到視神經，也可能造成永久性視力受損或失明。

中醫破解 甲狀腺突眼症

在治療上先要考慮是否為甲狀腺亢進。患者可能會抱怨身體燥熱、口乾舌燥、心悸、睡不好且有容易手抖的現象。以中醫來說大多屬於火熱症狀，治療時要考慮這些熱的原因是從哪邊來，無論是腸胃、作息、遺傳體質等，只要是影響眼睛或是身體的熱症都要考慮。

除了火熱外，如果已經變成慢性發作，沒有太多身體燥熱、口乾、心悸、睡不好的症狀時，則多是發炎後的組織增生；即便不是甲狀腺亢進導致的，也要從局部發炎後的組織增生或是肌肉腫脹方面來治療，如在整體治療前提下增加局部化瘀祛痰治療。

通常甲狀腺突眼症的患者都會很緊張很焦慮，除了局部治療外，也要留意情緒調節，至於是疏肝解鬱還是寧心安神就需要視情況選擇。

另外，也可以考慮眼睛往哪個方向轉動會緊繃來判別是哪條經絡或是臟腑的問題。眼睛周邊的經絡其實非常多，臨床上也常發現可能是因為胸口、脖子及後頸部、膏肓以及其他部位的經絡、肌肉緊繃，進一步拉扯到眼球活動的狀況。

近幾年西方醫學，提出了解剖列車（Anatomy Trains）的概念，肌肉的筋膜與中醫所說的「經筋」有高度的類似性，也可以與中醫的經筋一起評估，找出影響到的經絡或臟腑。

以中醫的角度來看，痰、飲、瘀或是癥瘕積聚這一類的代謝產物只能「觀其脈症，知犯何逆，隨症治之。」

甲狀腺突眼症，自我調養最重要

甲狀腺亢進大多無法預防，好發於 36 ～ 60 歲的女性，近八成與情緒高度相關。從現代醫學角度來看，通常 3 ～ 5 年才會改善，大約 10 年才會讓發炎的狀況穩定。但愈焦慮、情緒愈低落，也有可能會讓身體的修復能力變差，使得眼睛突出的狀況更加嚴重。

體質大多會遺傳給下一代，但這種體質大多無法短時間內改善，如果父母本身很容易怕熱、流汗、口乾舌燥，子女也可能容易有這種體質。如果因為這樣讓病情變得嚴重，就需要調養體質了。

甲狀腺突眼症不一定影響生活，但會因為外在因素誘發身體發炎現象。所以，熬夜、晚睡或是日夜輪班這些不良作息都要避免。飲食上也盡量不要吃太多烤炸辣的食物，以免腸胃無法消化吸收產生火熱，使發炎狀況更加嚴重

　　另外，**一定要戒菸**！抽菸的患者得到甲狀腺突眼症是一般人的 7.7 倍，抽菸更可能會讓血管的發炎變嚴重，使得眼睛腫脹嚴重更難治療。

　　多做伸展運動，讓身體經絡緊繃的狀況能夠改善。當經絡通暢、身體放鬆了，就可以讓身體的氣血通暢使人體得到自我調整與修復。

　　甲狀肌突眼症治療並不容易，但是如果養成規律作息、調整飲食習慣，並且保持心情輕鬆、平穩，盡量不要焦慮。眼睛突出或是腫脹緊繃的症狀是可以改善的，一般來講，以中醫治療眼睛突出甚至是眼睛緊繃，療效都很好。

多做伸展運動能改善身體經絡緊繃的狀況。

| 眼部疾病 |
虹彩炎

　　欣如因為持續紅眼睛、淚水不停、眼睛疼痛。到眼科檢查發現是虹彩炎，但使用眼藥水仍然沒改善，所以來我的門診治療。

　　欣如：「虹彩炎好像是自體免疫疾病，抽血檢查也沒有找出問題，為什麼呢？」

　　我：「免疫力就像是人體的正氣，當越疲勞越虛弱的時候，正氣不足，人體自然就可能會產生代償性的虛火，使得發炎的情況加重。」

　　虹彩又稱為葡萄膜，包含了虹膜組織（瞳孔）、睫狀體與脈絡膜，有大量的微血管，主要供應眼睛的血流與營養。虹彩炎是眼睛內部組織的發炎疾病，症狀有紅眼、畏光流淚、疼痛、視力模糊及可能有飛蚊症之外，沒有其他的症狀或分泌物。

　　虹彩炎好發於 20 ～ 40 歲的男性，不過現在年輕女性患者也有越來越多的趨勢。大多是因為過度勞累使免疫力下降，導致潛在身體組織內的發炎現象爆發。

　　臨床上有超過一半的患者找不到原因，大多數與自體免疫疾病有關，例如僵直性脊椎炎、類風濕性關節炎、紅斑性狼瘡、貝塞特氏症、原田氏症、類肉瘤症等。

若沒有適當治療，可能導致青光眼、白內障、新生血管、瞳孔粘黏變形，甚至視力下降等。建議如果眼睛紅持續超過 2 週以上，就需要至眼科詳細檢查。

中醫破解 虹彩炎

虹彩炎發作的病位主要是在組織內，所以影響血液的運送造成局部充血，這可以從中醫的「三焦」與「經絡」著手治療。

從症狀來看，眼睛反覆紅赤疼痛以及畏光流淚反映出局部處於「火熱」的現象，但仍需從患者的整體病程與全身狀態進行詳細四診，以判別這些「火熱」從哪裡來。

急性期清熱、散熱，慢性期疏通

急性期可以考慮清熱、散熱，慢性期就要考慮脈道疏通。千萬不要清肝熱肝火就好，如果沒有針對整體病因治療，遇到局部循環再次阻塞或過度勞累，虹彩炎仍會再次發作。

正氣不足，病症反覆發作

中醫對於這種反覆發作的疾病認為是正氣與邪氣的交戰狀態。當正氣充足時不易發病，也不易產生症狀；但正氣不足或虛損時，病邪相對旺盛，就容易產生疾病。

只要氣血的運送路徑不暢或是有阻滯，就容易化熱化火讓發炎狀況產生，所以應著重補足正氣或是將身體的經絡路徑疏通，排除身體內的發炎物質與代謝產物。

督脈阻滯容易造成莫名發熱

排除外來感染的前提，通常莫名發熱性疾病可能要考慮是否為督脈或脊椎阻滯所造成。督脈走在人體脊椎的中間，由尾骨沿著脊椎中央上行到頭頂，主管全身的陽氣；當督脈受到外傷、姿勢不良、寒氣、藥物或因其他因素受到阻滯，就可能會出現全身的寒象或發熱情況。

如果已經接受過類固醇治療，或是局部發炎已經結束，就應該要開始依照體質狀況來調理；但如果是因為嚴重發炎瞳孔變形、提早出現白內障，則反而應先治療反覆發作的原因。

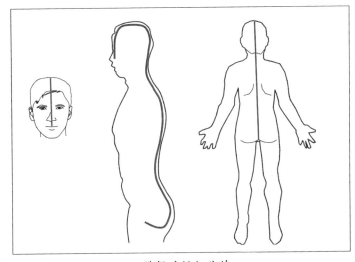

人體督脈循行路線

預防虹彩炎，拒絕再紅眼

虹彩炎在發作時需要配合西藥來抑制發炎現象，以減少眼睛的不適感。情緒與壓力可能會讓身體更加緊繃，過度焦慮與要求完美，也不利於虹彩炎的治療。最重要的還是要作息規律、減少壓力，並找到反覆發炎的原因。

一般人看到眼睛紅熱就以為是上火，會急忙吃寒涼的食物，如苦茶、青草茶、養肝茶、苦瓜等，但如果體質不符合，長時間服用這類食物，反而可能會讓身體的正氣更虛、更疲勞，甚至發生肚子痛、拉肚子的情況。

也有人會以為是免疫系統疾病而忙著吃補，但越吃補反而使發炎越嚴重。尤其是人參、當歸、黃耆這一類藥物，如果沒有經過醫師診斷評估，反而容易加重病症，千萬要小心。

留意用眼姿勢、避免彎腰駝背、多活動肩頸部、多做擴胸運動、頸部活動，可以放鬆從身體到眼睛周邊的經絡，改善經絡不通暢的問題（請參見 P176 眼睛保養按摩法）。

如果經絡阻塞或氣血運送不順暢，即便是暫時性把火熱清掉，也只是短暫的改善而己，沒辦法根本解決。

從中醫的角度配合並針對經絡與身體的正氣來調理，讓正氣充足、路徑通暢，比較不容易讓身體處在慢性發炎的情況，也可以減少虹彩炎發作的頻率，甚至不再發作。

| 眼底疾病 |
青光眼

　　金融業退休的楊伯伯得到青光眼已經十多年，規律在眼科追蹤治療，眼壓控制得很好，但視力卻越來越模糊。聽了朋友的建議，使用健康食品也沒有改善卻在我的門診治療後得到明顯的症狀緩解。

　　楊伯伯一臉驚訝的問道：「我從來沒有想過，青光眼會與血液循環有關係，治療後除了看得比較明亮，精神也好很多！」

　　我：「是啊，一直使用寒涼的藥物或是降眼壓，反而會讓眼底血液供應變差，神經得不到足夠的養分，視覺功能也變差。」

　　現代醫學對於青光眼的最新定義是「**結構性損傷（視神經萎縮）**」與「**功能性損傷（視野缺損）**」，眼內壓不是絕對因子，但眼壓升高會造成視神經壓迫與損傷，所以臨床上仍以降眼壓為首要治療的黃金準則。

　　正常的眼內壓大概介於 10 ～ 21 毫米汞柱（mmHg）之間，主要是因為房水製造過多，或房水排出路經受阻導致，但也有部分患者眼壓不高卻出現視神經壓迫與視野缺損（這一類稱為正常眼壓性青光眼）。根據最新研究推論，也可能與眼底視神經周圍的血液循環有關。

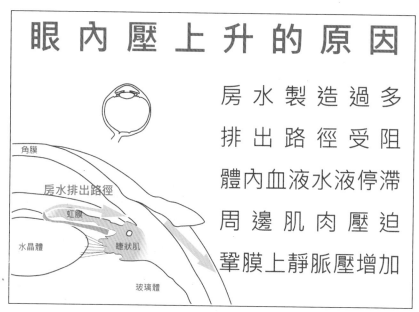

眼內壓上升的原因

房水製造過多
排出路徑受阻
體內血液水液停滯
周邊肌肉壓迫
鞏膜上靜脈壓增加

角膜

房水排出路徑

虹膜

水晶體

睫狀肌

玻璃體

眼內壓上升的原因

青光眼的臨床分類有：

· **原發性青光眼**
慢性隅角開放性青光眼
急性／慢性隅角閉鎖性青光眼
正常眼壓性青光眼

· **生天性青光眼**
原發性
母親德國麻疹感染繼發
先天眼部發育異常（如：先天無虹膜）

· **繼發性青光眼**
外傷、眼部手術、其它眼病併發（如：虹彩炎）、
鞏膜上靜脈壓增高、類固醇誘發

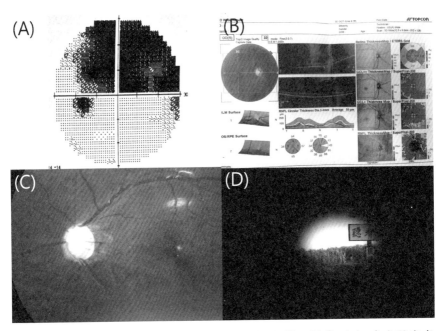

青光眼 (A) 視野缺損 (B) 視神經壓迫 (C) 視神經損傷 (D) 青光眼患者看到的視線

　　慢性青光眼通常不會有明顯症狀，等到發現視力變差時多半已經是末期；急性青光眼通常會伴隨頭痛、嘔吐、視力模糊，甚至是看見光暈等症狀。臨床治療仍然是以藥物、雷射、手術等手段降眼壓，但如果控制不良也有一定的機率導致失明。

中醫破解 青光眼

　　古代中醫並沒有「青光眼」這個病名，但就其症狀及疾病特色，類似於「**五風內障**」。古人對於五風內障的命名是依照臨床表現與症狀特點為依據，進一步研究，「**綠風內障**」類似於現代

醫學的急性青光眼，「**青風內障**」則類似於現代醫學的慢性青光眼。

　　每一位患者發病的時間、體質、眼底損傷狀況及飲食習慣、作息、工作家庭壓力等都不同，治療不是只有一種方式。雖然西醫眼科一樣是降眼壓，但中醫能做的是，重建眼底血液循環、改善由內臟通往眼睛的氣血路徑、調整體質狀況使身體強健，進而加強眼壓調節，改善視神經損傷與視野缺損。

中醫治療青光眼的四個角度

　　中醫眼科對於青光眼的治療大致上可以從四個角度出發：

　　·**局部或全身循環障礙**：最常見。原因有局部發炎腫脹或眼睛長時間緊繃、局部損傷與長期壓力、身體與骨架歪斜，甚至是過度成熟的白內障壓迫到房水排出的路線使得眼壓過高等。

　　·**局部或全身濕瘀互見**：可能是全身或睫狀肌製造的水液過多，使得體內水液蓄積，眼壓升高長期壓迫視神經後導致神經損傷。

　　·**神經損傷修復與再生**：通常神經損傷不易再生與修復，但視神經層仍有神經膠細胞，可以提供神經細胞營養與穩定；在損傷初期可以藉由改善局部的循環以及增加神經需要的營養，提供神經細胞修復的原料來增加修復能力。

　　·**調養臟腑增加自癒力**：隨著病程延長，人體自身的修復能力會隨之漸弱，這時就需要將身體先調養好，讓人體有足夠的氣血送到眼睛，維持眼睛的正常功能並增加修復能力。

拯救青光眼，避免失明不懸念

許多青光眼的患者是由長時間或突發性的工作、家庭壓力，或是生活上的突發事件之後開始出現症狀；此外，也有因為上述原因讓眼壓控制不好，或是視野漸漸變差。

其實無論什麼疾病，如果情緒大幅波動，甚至是無法排解的壓力，都會讓症狀反覆變得嚴重。

睡眠也是一個關鍵。在睡眠時，人體的氣血會回到內臟進行修復、儲存；但晚睡、熬夜、日夜輪班會打亂生理時鐘，使正常修復的機制遭受破壞，疾病也會更加嚴重。

一般我會建議，在晚上 11 點前睡覺、維持情緒平穩、不要過於緊張、易怒。壓力的部分要靠自己，找出壓力的源頭、試著分散壓力或是改變處理事情的角度，使身體放輕鬆。

截至目前為止的臨床經驗，視野缺損仍然有機會藉由中醫改善，只要還看得見光線都還有機會，甚至可使缺損的範圍變小。但臨床上每個人不一樣，需要經過詳細評估與診斷後才能依個人進行治療；治療的頻率與方式，請於看診時與醫師討論，找出最合適的方法。

飲食部分則需要依照不同的體質來選擇（可參見本書「第四章」的建議）。基本原則是避免食用過度辛辣及烤炸的食物，多食用深色蔬果、六大營養素均衡攝取。如果能從天然食物攝取養分，就不一定需要使用健康食品，畢竟健康食品不一定能真正改善眼疾，也需要依照體質選擇。

更重要的是，患者需配合醫師的醫囑，改善飲食、生活作息及用眼習慣，輔以按摩與運動等方式，才能讓治療效果發揮到最大。

Q 青光眼患者都可以用黃耆降眼壓？

A：不一定，使用錯誤反而會加重症狀。

黃耆在中醫來說，具有補益脾胃、升提陽氣的作用，如果在錯誤的條件下使用，反而有可能會讓眼壓上升，加重患者的症狀。

要怎麼判別自己的眼壓上升是虛證或者是實證呢？臨床上每個人都不一樣，即使是同一種疾病也有千變萬化的情形，使用中藥仍然要交由專業的中醫眼科醫師進行診斷，較能掌握臨床上的變化。

台灣常有許多「某新藥或某新研究發現很有療效，結果發表在某國際期刊」的新聞，雖然發表之後就沒有後續了，但仍有不少健康食品就因此而誕生。

特別提醒，學術研究與臨床應用仍存在許多落差還沒有經過安全把關、毒性測試等過程，千萬不要看到某些動物研究或是細胞實驗，就認為該藥物甚至食物有療效。

黃耆

｜眼底疾病｜
黃斑部水腫

　　機師 Steven 在一次長途飛行後，發現左眼視野中央出現灰黑色影子，經眼科診斷爲黃斑部水腫，擔心會影響飛行安全而尋求中醫眼科，希望加速恢復。

　　Steven：「半年前也發生過，但大概 3、4 個月就消失了，爲什麼會再次水腫？」

　　我：「大多是因爲壓力與作息，使身體過度緊繃、眼睛循環變差，加上身體有濕氣與虛火，影響到眼睛，使得眼睛反覆發炎所導致的。中醫眼科能做的就是調整體質的濕與虛火，但壓力與作息的部分只能靠自己。」

　　黃斑部水腫的原因大部分不明，可能是因為壓力、過勞，或是過度焦慮、緊繃誘發，這一類通常稱之為中心性漿液性脈絡膜視網膜病變。另外，一部分可能是因為視網膜血管病變，包括阻塞以及慢性疾病，如糖尿病、高血壓、部分血管炎及眼睛發炎或光線的損傷或者是局部外傷所導致的視網膜產生水腫。

　　一般所指的黃斑部病變，包括了黃斑部出血、水腫、裂孔及長膜、增生等，而黃斑部水腫只是黃斑部病變的其中一類。臨床上黃斑部水腫的患者可能會看見中央不動的盲點，或是一個區塊的模糊，也可能看到影像變大或變小、視力模糊。

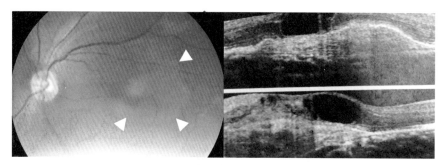

黃斑部水腫

中醫破解黃斑部水腫

從中醫來看，可以把黃斑部水腫拆解成以下幾個狀況。

反覆發作，從調理體質著手改善

· **第一類濕與痰飲**：通常是體質的關係、長時間飲食生冷食物或是脾、腎功能低下，使水液無法正常排出體外導致消化變差、水液代謝障礙，讓視網膜產生水腫。

· **第二類局部血液循環障礙產生的瘀血**：局部外傷、手術後當血管產生血栓後會影響血液回流，讓多餘的水分從血管滲漏所導致。

· **第三類全身循環影響眼睛**：可能來自於個性緊繃、壓力長期累積，使全身筋脈受到阻礙；或是結構與姿勢不良壓迫到血管，使血液送到眼睛的路徑受到壓迫、眼睛血液回流產生障礙，使血管內的水分從血管縫隙滲漏出來導致水腫。

‧**第四類長期發炎或光損**：有可能是長期發炎、光線損傷，讓火熱累積在眼睛產生慢性光線燒灼損傷，使視網膜血管產生病變。

臨床上，如果有反覆發作的患者，通常會確認是否因眼睛過勞或工作過度疲勞，也必須留意用眼習慣、調理體質並適當衛教。

另外，也有已接受眼底注射抗血管生長因子（Anti-VEGF），例如使用癌思婷 Avastin（Bevacizumab）、樂舒晴 Lucentis（Ranibizumab）及采視明 Eylea（Aflibercept）的患者，需特別留意水腫及治療後的瘀血消退情況。

預防眼睛再水腫，審視養神勿縱容

黃斑部水腫其實比較難預防，只能定期到眼科檢查。尤其是高度近視的患者，必須每半年至一年至眼科散瞳檢查，確認視網膜是否有破裂或水腫，才能提早發現提早治療。

其次是要改善自己的用眼習慣。長時間用眼對眼睛是非常大的負擔，尤其是周邊的光線以及自體發光的物體，例如燈泡、手機螢幕、電腦螢幕。畢竟光線就是電磁波，對眼睛來說是長時間的灼傷與破壞，所以留意用眼時間與光線強度是很重要的原則。

還要留意飲食習慣，避免食用冰冷及生冷的食物。冰冷的食品會加重消化負擔，長期下來腸胃附近的血液循環會變差，可能影響消化能力使體內水液過度蓄積導致水濕加重。

適度運動可以排除身體濕氣、加強血液循環，其他像伸展運動以及瑜珈等，也都可幫助經絡伸展與放鬆。

　　調整自己的作息，長期晚睡、熬夜、日夜輪班對身體及精神的負擔非常大，可能會使免疫低下。

　　此外，也需戒菸並避免二手菸，畢竟抽菸會直接破壞微血管，如果微血管的狀況變差，就可能會導致血管反覆發炎以及相關損傷。

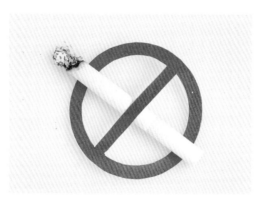

抽菸會直接破壞微血管，導致血管反覆發炎以及相關損傷。

│眼底疾病│
老年性黃斑部退化

　　72 歲的陳伯伯，最近被診斷為老年性黃斑部退化。

　　陳伯伯：「我最近自己閉一隻眼睛看，發現怎麼東西彎彎曲曲，眼科說是黃斑部退化，這是什麼？」

　　「我聽到眼科說要在眼睛上面打針，覺得好恐怖，中醫能治療嗎？」

　　我：「黃斑部就像是相機的底片，如果底片變得扭曲或壞了，拍出來的照片也會是彎彎曲曲的。」

　　我：「眼底注射是用來避免長新的血管或再次出血、水腫，配合中醫治療可以從根本來預防與加速眼睛的復原。」

　　據統計研究，在台灣大約有接近 11％的人罹患黃斑部退化與黃斑部的疾病。可能出現視力模糊、黑影、變色、扭曲等症狀，主要機轉可能是視網膜色素細胞層退化以及代謝廢物囤積。

　　臨床上分成兩大類：

　　·第一類屬於乾性：占所有患者九成左右，主要由於視網膜色素細胞層退化及萎縮，沒有出現血管新生、水腫、出血的現象。現代醫學沒有明確的治療方式，只能保養眼睛。

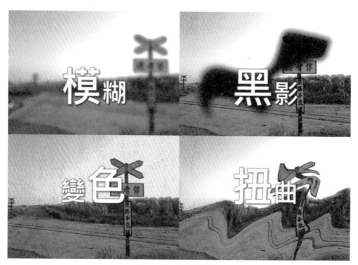

黃斑部病變症狀

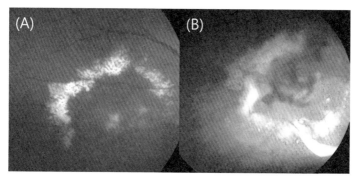

非滲出性老年性（乾性）黃斑部病變 vs 滲出性老年性（濕性）黃斑部病變 。

　·**第二類屬於濕性**：即滲出性的老年性黃斑部退化，主要是因為黃斑部血液供應不足，產生新生血管，併發出血、水腫等，如果沒有及時治療，最嚴重可能導致失明。滲出性的黃斑部退化可以使用抗血管生長因子進行眼內注射，或者雷射、光動力治療。

　　一般來說，高度近視（度數大於五百度）、抽菸、年老、三高（高血壓、高血脂、高血糖等）都屬於高危險群。

中醫破解 老年性黃斑部退化

　　從中醫的角度來看，年紀大的患者腎氣會相對比較虛弱，所以在治療老年性黃斑部退化時會優先考慮到腎虛的體質。

　　眼睛局部的表現，可分成四類：

局部的血液循環障礙

　　依照不同的血液循環障礙進行治療，如視網膜顏色變得蒼白可能表示黃斑部缺血，治療時就需要增加眼底血液循環，包括擴張微血管、補氣補血等方式讓血液送到視網膜。

產生新生血管

　　新生血管是一種慢性反覆發炎導致的狀況，可能提示著新生血管的區域處於長期缺血，局部細胞組織分泌血管生長因子刺激血管新生。以中醫來看，新生血管可以當成局部缺血外，還可考慮是不是火熱的現象。

新生血管過於脆弱後導致出血

　　涼血止血是第一要務，必須先止血、消除周邊的血腫水腫，避免出血持續嚴重影響視力。

♋ 乾性黃斑部退化的磷脂質代謝物屯積

痰瘀或以前的出血影響血液循環，可以從脾胃下手，將代謝物囤積當成是「癥瘕積聚」，局部水腫可視為「水濕痰飲」，這些在中醫治療都是從脾胃功能先行考量。

此外，疾病到了中後期都必須要考慮陰虛與血虛的可能性。適當補陰血可以輔助受傷的組織重新生長並加速修復，但在補陰血之前，也需要留意消化系統功能。因為補陰血的藥物大多比較滋膩，容易影響脾胃功能，先行確認脾胃功能，可避免治療不成反而傷身。

黃斑部退化的治療非常耗費時間，要定時確認眼底狀況，並且與現代醫學的檢查報告一同評估。

預防黃斑部退化，預防勝於治療

能做的並不多，畢竟人不可能不老，所以唯一能夠改變的只有避免眼睛持續受到傷害。

首先要特別留意光線，自體發光的任何物品包括手機、電腦螢幕等。上述光線直接照射到眼睛都是直接的燒灼傷害，適當調整螢幕亮度、保持環境光線才可以防止眼睛受到長時間光線照射的損傷。

　　此外，飲食均衡有助於養分充足，提供眼睛的修復能力，反過來說，像是辛辣與烤炸的食物都可能耗傷陰血，讓眼睛損傷加重，也不利於自我修復。

　　更重要的是戒菸。研究發現，抽菸的民眾得到黃斑部病變的機率是沒有抽菸的 2 至 5 倍，惡化的機率也是 1 倍以上，且需戒菸 20 年以上才能恢復。

　　高血壓、高血糖、高血脂的患者，也要控制好血糖、血壓與血脂。長時間處於這種情況下，血管容易產生病變導致微血管損傷，也提高黃斑部病變的機率。

　　適度運動可以提升血液循環，但也不要過度劇烈，建議可以做伸展、拉筋、瑜珈、太極等較溫和的運動。如果眼睛沒有急性出血、水腫，可以熱敷、按摩眼周改善循環，無論是使用熱毛巾熱敷，或是用熱敷眼罩都可以，但要留意清潔，並控制溫度在 42℃以下，持續 20 分鐘。

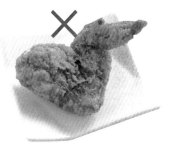

　　高危險群平時可以以睜一隻眼、閉一隻眼來檢查眼睛的狀況。像是利用方格紙，或日常生活可以接觸到的磁磚、窗欄等，檢視是否出現模糊、黑影、變色、扭曲的情況，如果出現變化請儘快至眼科詳細檢查。

平時應避免食用烤炸的食物。

糖尿病視網膜病變

淑娟得到糖尿病已經 20 多年了，最近因為右眼突然出現大量飛蚊症至眼科檢查，結果發現是糖尿病視網膜病變導致出血，眼底注射之後還是不斷發生，所以來到中醫眼科門診治療。

我：「妳的血糖怎麼一直都沒有控制好，糖化血色素正常要在 6％以下，結果妳的都在 9％以上，難怪視網膜一直出血……」

淑娟：「我以為只要有吃血糖藥、打胰島素就可以，但也是眼睛發生問題之後才發現血糖一直都很高，但為什麼血糖高會造成眼睛出血？」

糖尿病視網膜病變是 20 歲至 60 歲失明的原因的第一名，幾乎所有第一型糖尿病的患者在 15 ～ 20 年左右皆會出現病變，其中有 20 ～ 30％的患者失明；至於第二型糖尿病患者更有超過 60％會產生視網膜病變。

局部病理機制主要是長期的高血糖狀態，使得血小板的凝聚力增加產生微血管膨大、滲漏、出血等受損情況。當小血管產生滲漏或阻塞後，到了後期有更大的機率產生視網膜剝離。

另外，高血壓、高血脂也是造成糖尿病視網膜病變的原因之一。

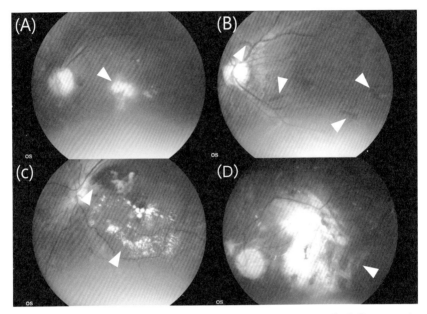

糖尿病視網膜病變 （A） 棉絮羊毛斑 （B） 視網膜內小血管異常 （C） 玻璃體下出血與硬性滲出物 （D） 末期糖尿病視網膜病變導致視網膜纖維化與玻璃體牽扯。

中醫破解 糖尿病視網膜病變

糖尿病在古代稱為「消渴」的一種，而之引起的眼疾又稱為「消渴目病」。早在《秘傳證治要訣》就有記載：三消久之，神血既虧，或目無所見，或手足偏廢。中醫眼科依照表現症狀，歸類在「內障」、「暴盲」、「血灌瞳神」、「螢星滿目」的其中一種，中國則稱為「糖尿病上眼」。

無論是否有以下這四種狀態，糖尿病視網膜病變都會產生眼底的微循環障礙。大致上可以視痰濕為病，治療臟腑可以著重心、

脾、腎；但也要優先考慮有無火熱與發炎？出血與否？痰或瘀誰重誰輕？

☌ 痰濕瘀阻為主體，治療著重心、脾、腎

中醫治療糖尿病視網膜病變，最重要的還是先控制血糖，避免出血與視網膜剝離，這一類的患者體質狀況大多是陰虛為本，燥熱為標，但局部視網膜的狀況多是痰濕與瘀血堆積。

依照不同的眼底狀況，治療會有相對應的模式治療，大致上可以從四個角度切入：

・**血瘀**：長期高血糖、高血脂，血液的黏稠度高，血小板容易凝集，增加血栓產生的機率，化瘀是主要的手段與治療模式。

・**新生血管**：新生血管大多是組織嚴重缺血後，分泌血管生長因子所長出來的毛細血管，但結構容易破裂。這時局部會處於紅腫充血的情況，可以視為血熱來進行治療。

・**出血**：血液應該在血管內流動，但因為大部分的視網膜出血多是因為血管不夠穩定而破裂，要先涼血止血，避免持續出血導致更嚴重的破壞與損傷。

・**纖維增生與代謝物囤積**：對於人體來說，高血糖與高血脂都是多餘的代謝物，當血管脆弱滲漏到視網膜時，就可能在視網膜看見散在的滲出物，這些滲出物不僅造成視覺功能變差，還會影響後續的視網膜修復，所以可以視為痰瘀來治療，以有效輔助恢復速度。

預防糖尿病視網膜病變，血糖控制是重點

　　得到糖尿病之後，應先了解糖尿病的正確防治觀念，尤其是長期的飲食控制、按時用藥、嚴格控制血糖。無論是否接受中醫治療，都要定期監測自己的空腹血糖與糖化血色素的數值，但也不能過度強求數據漂亮，以免忽略身體的調養。

　　由於糖尿病視網膜病變的進展速度很快，中西結合互相配合透過眼底檢查了解眼底的變化，結合全身疾病的診斷治療才能搶救視力；不能因為接受了中醫的治療就完全放棄現代醫學，更不能隨意停止糖尿病的治療，建議定期至眼科散瞳檢查，如果眼睛出現任何視覺不適，就要立即回診檢查與治療。

　　飲食生冷、辛辣刺激物可能會降低身體的代謝速度，進而產生過多的代謝廢物囤積，不利於身體修復。作息規律並且保持良好的情緒穩定，身體過度疲勞、焦慮、失望、激動等，都容易引起血糖升高，對於血糖的控制是很不好的事情。

　　可以依據個人的體力、病情狀況、喜好，選擇適度的運動，例如：散步、慢跑、健走、爬山、打球、體操、靜坐、瑜珈、氣功、太極拳、八段錦等，都可以幫助血糖控制，但建議在專業人員的指導下進行，才能有顯著的效果。

視網膜與黃斑部裂孔、視網膜剝離

電腦工程師 Jason 來到我的門診就診。

Jason：「我 1 個月前寫程式時眼睛突然刺痛，看到像是黑幕降下來一樣突然看不見，到眼科檢查發現是視網膜剝離，爲什麼會這樣？」

我：「因爲你近視高達 1200 度，視網膜比較脆弱，現在又因爲視網膜剝離手術之後，眼睛的狀況與正常人已經不一樣，更需要留意用眼習慣，還有營養均衡。」

Jason：「除了這些，中醫能做些什麼呢？」

我：「中藥與針灸可以改善眼底循環，也可以用藥物來提供視網膜的養分來增加修復能力，但也是要視實際狀況選擇。」

由於高齡化、高度近視（500 度以上）、家族史及曾施行白內障手術或有眼、頭部外傷、眼內發炎等原因造成視網膜變薄，如果再加上拉扯就容易破裂導致視網膜裂孔越來越常見。

如果破裂的狀況趨於嚴重，水液跑到視網膜下方導致視網膜被分離會造成視網膜剝離。另外，高度近視患者因眼軸增加，視網膜如同吹氣球一樣被拉薄，也容易在視網膜邊緣產生格子狀病變性，造成視網膜拉扯、牽引，也會造成視網膜裂孔或剝離。

一般來說，剛開始患者可能出現閃光幻視、飛蚊症，嚴重一些可能會有周邊視網膜缺損（黑屏），甚至是失明。目前的治療方式有雷射、玻璃體切除、氣體或矽油、鞏膜環扣術等，但因為術後眼睛的狀況與先前不同，所以不一定能完全恢復視力。

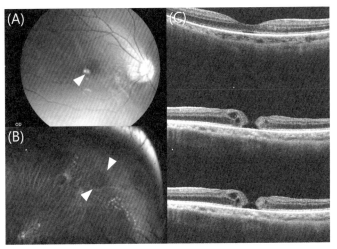

視網膜與黃斑部裂孔（A）眼底攝影（B）周邊視網膜裂孔及雷射後疤痕（C）視網膜光學斷層掃描，上：正常黃斑部，中、下：黃斑部裂孔

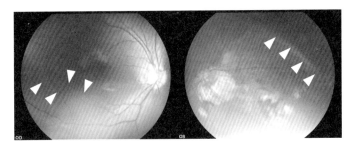

視網膜剝離手術後貼合痕跡

中醫破解 視網膜裂孔與剝離

通常患者會在還沒出現視網膜剝離前就開始治療，這時可依照患者出現閃光幻視的位置、時間、頻率來進行辨證；依照位置確認首要治療經絡，再依嚴重度與出現狀況來選擇處方。

滋陰血、鬆經絡，增加視網膜修復力

產生視網膜剝離或裂孔最主要的原因，有可能是視網膜薄了，需要提供足夠的養分，才能讓視網膜有修復能力；至於老化或損傷所造成的視網膜裂孔，中醫眼科會視為陰血受傷。

然而，在處理視網膜裂孔及視網膜剝離時，必須要考慮是否為經脈緊繃，或是肌肉、骨架歪斜拉扯所導致。治療時需要考慮從經脈著手，必要時也需要檢查頸部、胸口、脊椎等部位的骨架與肌肉緊繃度。

手術後仍需截斷病勢，避免術後損傷難恢復

由於視網膜剝離是比較急迫的重症，大部分會先至西醫眼科進行治療，但無論是否進行治療，產生視網膜剝離的機轉仍存在，未來還是有出現視網膜積液或再次裂孔的機會，所以利水滲濕與確保經脈通暢是治療通則。

如果患者已經接受雷射治療，會在病灶處增加局部火熱外因，需要依照患者打雷射的範圍來評估局部火有多嚴重，可適度、暫時清火熱來增加修復能力。接受手術後，仍應考慮氣血是否能順利供應至眼睛。有部分患者的視網膜會在修復過程中產生纖維組織增生，應增加化瘀及祛痰的藥物。此外，手術後修復的狀況不

一樣，無法保證完全沒有扭曲或模糊，如果已經結痂、癒合，就應以保養為主。

預防視網裂孔剝離，經絡通暢優先選擇

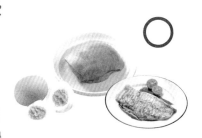

豬肝、蛋黃可以增加視網膜修復能力。

大部分視網膜裂孔與視網膜剝離是高度近視所造成，所以避免近視度數持續增加就成為首要任務；但如果已高度近視則需留意用眼時間與用眼習慣，避免用眼過度造成拉扯。

此外，修復視網膜需要足夠的氣血供應，所以任何傷陰血的生活型態，如熬夜、抽菸、吃辛辣食物都不太適合。應作息規律、飲食均衡、多食用深色蔬果。另外，平時可多吃一些豬肝、羊肝、蛋黃、魚肉等，以增加修復能力。

視網膜已經損傷的患者，不宜過度使用 3C 產品，且減少在強光下工作的時間。過去曾有患者視網膜剝離術後，再次用眼過度而使預後不佳再次進行手術的案例，所以，如果需要直視強光，建議做好保護措施，如配戴防護效果較佳的深色墨鏡或偏光鏡。

此外，可以多做拉筋、按摩、瑜珈、太極、八段錦等運動，改善身體緊繃；但運動不宜過度激烈，像是劇烈衝撞、急停急剎的橄欖球、美式足球、拳擊、格鬥、高空彈跳等都不適合，甚至部分高速遊樂設施也需要留意，如雲霄飛車、自由落體等。

情緒造成的身體緊繃也不少見，保持情緒平和與愉快，能夠減少經脈緊繃，讓氣血的流通順暢，也能加速眼睛的修復能力。

眼部外傷

　　勇昇1個月前因棒球賽事打傷右眼，沒辦法正常張開眼睛前來就診。

　　勇昇：「為什麼都1個月了，我睜開眼睛還是那麼不舒服？眼睛不是消腫了嗎？」

　　我：「雖然眼睛局部已經消腫，但受傷之後的經絡損傷還沒有改善，氣血沒辦法順利送到眼睛，所以會強迫閉眼睛來保護所剩不多的淚水與氣血。」

　　於是我檢查了胸口，發現有明顯的痛點與緊繃，將它揉開之後，勇昇的眼睛就可以睜開了。

眼睛的外傷原因非常多，一般屬於急症。

可能的原因大可以分成：

　· 鈍器外傷：可能因撞擊、跌倒、球擊、拳擊、爆炸等所致，但眼球不容易壓縮鈍力會傳遞到眼底，所以眼眶與眼底骨眼球要詳細檢查，必要時需進行手術治療。另外，外傷後可能會損及視神經與視網膜，讓水晶體提早產生白內障。

　· 眼球穿通損傷：這是眼科的急症，可能併發感染與永久性損傷。

・**異物入眼**：最常見也最危險，除了外在損傷，更可能有異物殘留在眼睛，若為金屬物需留意是否產生持續性腐蝕。

・**酸鹼化學損傷**：通常鹼比酸還嚴重，需要大量清水沖洗 10 分鐘以上並立刻就醫。

・**物理性損傷**：包括溫度、輻射、電擊、氣壓等。

中醫破解 ▶ 眼外傷

無論何種外傷，都應先至急診進行緊急處置，沒有持續性損傷後才適合輔以中醫治療。

通常中醫眼科對於眼部外傷能做的不多，從古籍來看也多是先清除異物，再服藥調理。但眼睛的修復仍需靠自身氣血營衛，所以仍然要依照患者身體狀況與體質條件讓氣血陰陽平衡，才有足夠的養分修復眼睛。

除此之外，中醫眼科可依照原因與局部病理現象歸類治療：

・**高溫度與能量損傷**：包括灼傷、強光、紫外線、高溫等，都可以視為外來火熱病邪，而火熱容易傷津耗氣可能傷血造成瘡瘍宜局部清火熱，並依嚴重度給予寒涼藥；但寒涼藥容易抑遏氣機影響修復能力，建議找有經驗的中醫師治療。

・**鈍外傷**：人體會因為力線的方向，頭部會下意識往反方向快速閃躲，但快速急停時，胸口容易緊繃鎖住；除了局部止血化瘀外，更要處理胸口傷、脈的結點、骨架的歪斜，才可以提供眼睛修復

需要的氣血，促進修復能力並加速瘀血排出。

·**化學性腐蝕**：視同局部火熱瘡瘍，但造成的腐蝕無法完全修復，可能導致永久性損傷。

預防眼部外傷，防護更為重要

眼睛受到外傷後，需要更多氣血進行修復，如果配戴隱形眼鏡應避免長時間使用，以減少眼睛過度乾澀造成角膜損傷，此外，也應避免清潔不良導致的角膜損傷。

眼睛防護需要做好，進行如焊接、裁縫、使用顯微鏡等較危險活動、實驗時，應留意使用時間並配戴護目鏡做好保護。另外，也應避免接觸尖銳、爆炸性等危險物品，操作前應先詳細閱讀說明書與注意事項，並依照標準作業流程操作。

夏天白天陽光強烈時，外出應記得戴墨鏡、帽子，或是撐傘，避免直視強光，減少紫外線過度照射。

鈍力外傷後，除接受治療外，更重要的是保護與休養，像是留意姿勢、改善用眼習慣等。此外，還需要適度運動及伸展，讓身體的經脈鬆開，避免骨架歪斜，才能讓氣血通暢、加速修復。

若是局部已無發炎狀況，或是受傷已經有一段時間，則需搭配局部按摩、熱敷，或是配合頭頸部的按摩及運動（請參見第四章），以增加局部血液循環，增強眼睛修復能力。

當然，飲食與作息也需依照體質狀況調整，這時可輔以中醫眼科調養。

|眼底疾病|
視網膜中心靜脈阻塞（眼中風）

　　嘉玲 4 個月前因爲眼中風來就診，經過治療後視力從原先的 0.1 進步到 0.8，滿臉欣喜回到門診。

　　嘉玲：「我從來沒想過，視力可以恢復，原本都不敢開車，現在已經沒什麼問題，眼科也很驚訝呢！」

　　我回答：「其實眼中風與腦中風一樣，如果在黃金治療時期積極治療，恢復速度很快。」

　　嘉玲：「如果是好幾年前的眼中風是否還有機會治癒呢？」

　　我：「這時候就需要與眼底的影像配合，依照實際狀況促進眼底血液循環，也許有機會可以改善。」

　　眼中風是指視網膜上面的血管阻塞，視網膜需要由血管提供血液與營養，如果阻塞就像大腦的血管阻塞一樣「中風」了。

　　眼中風的患者通常主述突然單側視物模糊，而且不會有明顯痛感，有些人甚至沒有明顯症狀，是偶然間遮一隻眼看東西才發現。

　　眼睛的血液供應主要來自於頸動脈，如果平時就有高血壓、高血脂、糖尿病、心血管疾病、血管硬化、抽菸、酗酒及中風家族史或年長者，都是眼中風的高危險群。

一般來說，靜脈阻塞的患者可能出現黃斑部水腫、視力急速下降，但妥善治療之下仍然有恢復的機會；但如果是動脈阻塞的患者，通常視力會嚴重下降，只能盡力治療。

中醫破解　眼中風

由於眼中風是急性症狀，錯失黃金治療期可能造成永久性視力損傷，所以一般建議在初期先由西醫眼科檢查與治療，並配合中醫以加速治療效果。

從中醫角度來看，眼中風主要是因為血管阻塞產生後續的水腫、缺血，所以治療時應優先考慮血瘀。

通常可以分成四個階段：

· **清除瘀血**：造成眼中風的除血栓外，也可能是其他代謝產生形成的栓子，以化瘀及化痰為主要治療手段。

· **改善缺血**：血栓產生後，阻塞血管會導致下游組織缺血，如果缺血範圍持續擴大，視力的損傷就會持續惡化。治療時除化瘀外還要適度補血行氣；如果缺血時間拉長，反而可能促進新生血管生成造成其他病變，所以也要考慮部分清血熱，預防產生新生血管。

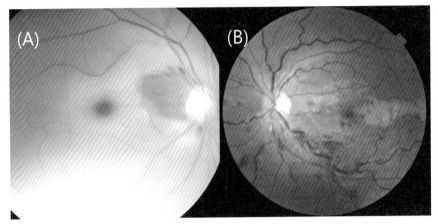

（A）視網膜中心動脈阻塞　（B）視網膜中心靜脈阻塞

‧**消水止血**：視網膜靜脈阻塞後，會造成視網膜水腫與出血，中醫眼科治療時會依照眼底的狀況選擇利濕健脾與涼血止血，以改善水腫與出血狀況。

‧**拯救視力**：因為視網膜損傷不容易恢復，神經細胞修復與再生的能力非常差，而現今研究發現，使用針灸與部分滋陰血藥物可以改善神經損傷。這個情況，與中醫說的「肝腎陰虛」很類似，適度滋補肝腎，可以改善因為神經損傷或萎縮所造成的視力低下。

因為藥物治療的效果需要時間累積，所以可以考慮針灸與藥物並用，利用針灸疏通經絡的特性，加速藥物進入損傷部位進行治療與修復；甚至可密集接受針灸治療以加快治癒速度。

預防眼中風，積極治療不昏蒙

　　眼中風大部分都與身體疾病有關係，依臨床統計發現，5 年再次發生眼中風的機會高達 1／4，且後續有更高的機率會產生心肌梗塞、腦中風。高血壓、高血脂、糖尿病的三高患者是高危險群，請依照醫囑控制好血壓、血糖、血脂。養成良好的生活習慣，健康飲食與適度運動，並定期至眼科檢查，才能避免眼中風發生。

　　另外，重量訓練也要適度，盡量避免需要耗費大量力氣才能舉起的重量，以免增加心血管負擔。如果本身的血液循環就不好，體內可能已有血栓與代謝產物累積，進行需要費力的運動可能會將這些血栓推向末梢，若剛好阻塞眼部血管就可能產生眼中風。

　　如果已經產生血管阻塞，應積極配合治療，神經損傷會隨著時間越來越難恢復，所以在治療黃金期就開始接受中醫治療，恢復的機率相對比較高。若眼中風的時間已經很久了，中醫眼科能輔助的就是增加供應眼睛的氣血，嘗試藉由改善血液循環將局部代謝產生排出，增加眼睛修復需要的養分，仍有部分患者的視力可以獲得改善。找到適合的醫師，從整體與局部辨證治療，仍有機會拯救視力。

| 眼底疾病 |
色覺辨認障礙（色弱）

　　冠廷為了報考軍校做了體檢，檢查之後發現辨色能力很差，顏色不夠鮮豔或對比不夠強烈就沒辦法分辨出來，因此前來治療。

　　冠廷：「色弱真的沒辦法治療嗎？為什麼我查到有些中醫說可以治療？」

　　我：「大部分的色盲色弱的確是遺傳造成的，但也有許多是因為身體氣血不足，使得眼睛沒辦法分辨顏色，這一類的色弱是有機會改善的喔！」

　　研究指出，色盲約占全人口三萬分之一，但辨色能力弱的患者卻非常多，有學者推測與後天缺少各種顏色刺激有關。

　　許多人在小時候都做過色盲檢測，但並不是所有無法分辨顏色的人都是色盲。色弱的定義是指分辨顏色的能力較正常人低，但大多可以分辨大部分單一顏色（例如紅色、橘色、藍色等），但如果多種顏色混合一起時就無法看出其中的差異。

　　造成色盲與色弱的原因大致可分成先天遺傳與後天疾病，如果就局部組織來看，負責主要視覺功能的感光細胞分成兩種，分別是主管光感的桿細胞與負責顏色辨別的錐細胞，錐細胞本身只分佈在黃斑部的中央窩。

如果因為後天的眼病例如視神經炎、腦下垂體腫瘤等造成感光細胞功能低就有可能造成色弱，這時治療眼病反而比治療色弱重要。

中醫破解 色覺辨色障礙

從中醫來看眼睛的辨色能力，大致上可以分成血虛、經絡阻滯、陰虛精虧這三個層面。

肝受血而能視，血虛直接影響視覺功能

傳統中醫認為眼睛的視覺功能與肝有關，如同《黃帝內經・素問・五臟生成論》提到：「人臥血歸於肝，肝受血而能視。」但實際上，心主全身的血脈，脈中的血液從中焦腸胃化生送到胸中藉由心氣推動轉化成血送至全身上輸眼睛，眼受到血液的滋養才能維持視覺。

而視網膜中央的中央窩是血液供應最差的地方，如果血流供應差，感光細胞的功能也會變差、顏色也會變灰暗。當人體處於大量失血、女性朋友血虛體質又遇到月經來潮，或是任何貧血、血虛的情況，看到的影像都會比較灰暗一些，但如果把血補回來，會使得視覺的飽和度變得鮮豔。

經絡通暢影響氣血上輸眼睛

《黃帝內經・靈樞・脈度篇》提到：「肝氣通於目，肝和則目能辨五色矣。」肝的精氣通於目竅與視覺功能有密切關聯，確保經絡的通暢可使精氣順暢地通到眼睛影響視力的強弱。臨床上

也因為這樣，可以使用針灸或穴位按壓，例如風池穴、睛明穴、瞳子髎穴、四白穴都是常用的穴位。

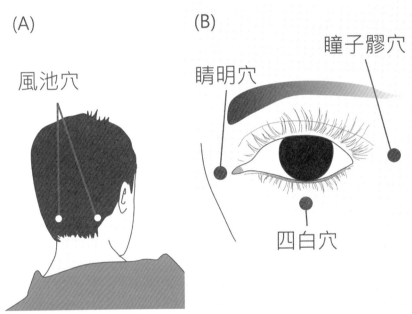

風池穴、睛明穴、瞳子髎穴、四白穴位置示意圖。

☽ 陰虛無以化生氣血，視感光細胞退化

除了血虛與經脈阻滯外，更源頭的陰虛或精虧也可能影響視覺功能。久病或是熱病後耗傷身體的陰液就可能形成陰虛體質。在這個體質身上，常常可以看見身體各處都變乾，體內的血液受傷沒有足夠的血可以供眼睛使用也會影響到視覺功能。

除了體質，更需要分辨眼病

更重要的是還有許多是其他眼病造成視覺顏色無法區分，臨床仍然要依照不同的眼病進行治療。

調養體質陰血增，重拾彩色好人生

除了遺傳造成的色盲之外，中醫對於色弱或辨色能力差仍然有許多方式可以治療，但因為這是非常主觀的症狀，所以沒辦法用太客觀的方式評估。

調養要點與其他眼病相同，需要留意用眼時間與姿勢避免造成眼睛負擔，但更要留意飲食均衡。許多陰血不足的患者大多飲食習慣不良，要不三餐不定時定量，要不就過度減肥或節食；畢竟陰血需要由飲食化生的水穀精微化生，如果營養不均或是吃過多讓腸胃負擔太大，水穀精微無法生成足夠的陰血，也會讓視覺顏色變淡。

除了藥物治療外，平時飲食可以多補充富含膠質的食物，如木耳、蓮藕、山藥、豬腳、豬皮等。此外，也要補充足夠的蛋白質，

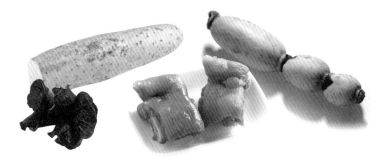

多補充富含膠質的食物，可改善色弱。

如雞蛋、牛奶、魚肉等，以提供身體製造陰血的原料。

另外，如果是長期熬夜或耗消身體、勞倦過度也會耗傷陰血。保持正常作息，不要過度熬夜、操勞，留意用眼時間，避免用眼過度。

經絡緊繃時需要調適自己的情緒與壓力，過度抑鬱與情緒波動容易讓身體的氣機紊亂影響氣血循環；適度運動、伸展，無論是太極、瑜珈、有氧等加強身體伸展的運動都有助放鬆緊繃的筋結，或偶爾按摩鬆筋也不錯。

如果原本沒有辨色能力障礙，卻在一段時間之後突然出現，也是一種警訊。這時需要特別留意用眼習慣，並檢視自己是否過度操勞，或飲食不均衡、作息不正常，如果可以及時調養回來，辨色能力差的情況就不容易找上門。

夜盲症（視網膜色素變性、色素性視網膜炎、色素性視網膜退化症）

　　27 歲的 Joan 最近發現自己有遺傳性夜盲症，因爲查了網路發現沒有治療方式而心情低落，並前來尋求中醫協助。

　　Joan：「我聽說夜盲症最終會失明，我很害怕那一天來臨，能用中醫治療或調養嗎？」

　　我：「目前遺傳性夜盲症的確沒有治療的方式，中醫能做的也只是盡力延緩感光細胞萎縮及惡化的速度；有些患者在調養過程中的確會感覺亮度及清晰度都有所提升。」

　　夜盲症其實包含了許多種疾病，臨床上大致常見的有以下幾種：

　　·**色素性視網膜炎**：又稱視網膜色素變性（Retinitis Pigmentosa，簡稱 RP），是常見的遺傳性、進行性、慢性視網膜疾病，台灣盛行率大約 1/2,500 ～ 1/8,000。

　　·**錐細胞失養症**：目前盛行率未知，為遺傳性罕見疾病，從 6 歲到 50 歲都有可能發生。

· **Best's 黃斑部卵黃形失養症**：盛行率約 1 ～ 9 ／ 100,000，為遺傳性疾病，通常小孩與青少年比較常見。

· **Stargardt 氏黃斑部失養症**：盛行率約 1 ／ 8,000 ～ 1 ／ 10,000，為遺傳性疾病，各年齡層皆有可能得病。

· **其他眼病也可能出現夜間視力減退的狀況。**

上述疾病的共同症狀都是不明原因的視力逐漸減退，初期大多會發現夜間視力變差甚至夜盲，以及視野變窄如同隧道內往外看的視覺。外觀沒有異狀，但眼底檢查會發現視網膜與黃斑部的色素細胞減少或有斑塊，視神經慢慢萎縮變臘白色。

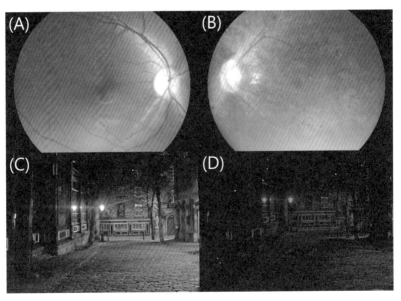

（A）正常眼睛與（B）視網膜色素變性的眼底攝影。（C）正常人的視野模擬圖與（D）夜盲症患者看到的視野。

目前為止沒有任何有效的治療方式，只能藉由輔助或其他視覺訓練改善日常生活。人工電子眼與幹細胞殖入仍然在研究中，但還無法在人體上使用。

中醫眼科如何輔助治療夜盲症

中醫眼科稱夜盲症為「**雀盲**」或「**高風內障**」，大多是陰陽氣血的不足使得目失所養日久而致失明。夜盲症無論是中醫或是西醫都沒把握可以完全治癒，但臨床發現，許多患者都有「長時間大量消耗眼力」或「長時間消耗體力心力」的共同特色。

從中醫的角度來看，無論是心、脾、肝、腎不足，皆可能導致脈道無法充盈，眼睛得不到足夠的養分與氣血使得夜不視物，視野漸漸縮小甚至失明。患者大致上還是以虛損為本體，僅為陰陽氣血精的差別，通常虛損到一個程度後才會開始功能低下、組織萎縮退化。

但在上述前提下，還需考量外在消耗、局部火熱、耗損、阻礙、失養、精血不足等程度的差別與狀況。臨床治療發現，一般的補養藥不足以改善症狀，還需用到大補精血或溫陽培元，並用到特殊炮製方式的藥材才能使患者症狀改善。

臨床上夜盲症的患者有三個類型，目前使用下述的方式，大多可以改善患者白天的清晰度及夜間視力，但仍沒有辦法快速改善或治癒。治療方式沒有固定，但記得還是要依照先前提到的中醫眼科治療核心概念以及眼底疾病的局部病理現象，綜合患者整體的狀況選擇治療模式。

♋ 持續消耗型：**減少消耗收虛火**

這類患者雖然很強壯，但非常怕熱、容易流汗、疲勞，平時勞心勞力甚至心力交瘁、口乾舌燥、睡不好等；治療需要補養並處理虛火，如果清熱清過度反而會變虛，有時候需要將浮越的虛火收回來。

♋ 全身濕阻型：**利濕化痰助消化**

大多容易身體沉重疲勞，但活動後症狀改善；且食欲較差、容易腹脹、舌苔厚膩、排便軟或黏滯解不乾淨。治療時要在滋養的前提下，加上利濕健脾胃，以免補養的藥物無法被吸收造成食積或痰濕。

♋ 精血虛損型：**大補陰血擴脈道**

比較標準的一型，大多有容易疲勞、頭暈、耳鳴、失眠、腰痠軟無力，或是人很瘦很虛、肌膚乾枯等症狀。治療時需要大量滋養，但如果患者太虛也容易發生經絡脈道太小無法滋補，而產生「虛不受補」的情況，這時宜增加疏通或是把脈撐開，才不會上火。

預防夜盲症加速惡化，中醫輔助改善生活品質

治療這一類被稱為「絕症」的遺傳疾病，比較重要的是心理調適。很多患者因為擔心未來失明而感到壓力不安，與其恐慌不如努力維持視力，並盡早了解與收集各種低視力的輔助資料，例如視覺輔具、訓練課程、社會救濟等。持續恐慌與焦慮，只會

讓心腎氣過度低下，反而加重頭面部與眼睛的氣血虛損。

此外，預防三高（糖尿病、高血壓、高血脂）也是很重要的，如果長時間處於高血糖、高血脂的狀態，容易使身體的小血管（尤其是視網膜與腎臟的小血管）產生病變；血壓過高也容易使小血管產生損傷，不利於黃斑部的感光細胞修復。

初期患者需要多運動強壯身體，讓氣血循環正常；中後期患者則要選擇運動項目，不宜運動過度使身體過度疲勞，如伸展、拉筋、瑜珈或是太極都是不錯的選擇。

與其大量補充葉黃素不如好好睡覺。葉黃素本身並沒有補養視網膜的效果，而是強力的抗氧化劑，眼睛與神經都需要足夠的氣血供應來增加修復能力，若是睡眠不足或是長時間熬夜、日夜輪班，都會加速氣血消耗。

研究指出，補充高劑量的維生素 A 口服 15000 單位可以延緩視覺的退化；所以我會建議補充足夠的 ω-3、DHA 與維生素 A，或是多吃深黃色與紅色的蔬果，例如紅蘿蔔、番茄、枸杞等，以改善夜間視力。

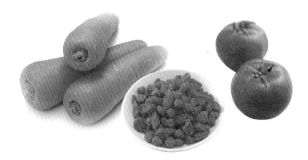

多吃深黃色與紅色的蔬果，可改善夜間視力。

　　最後，眼睛防曬非常重要，紫外線會增加眼底的氧化自由基進而破壞感光細胞，所以外出時請記得戴太陽眼鏡、帽子，避免眼睛照射太多紫外線。藍光也可能破壞感光細胞，所以用眼時間與距離很重要。

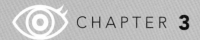

CHAPTER **3**

兒童常見眼部疾病，
中醫保健

就中醫的體質來看，小孩先天陽氣比較旺盛，相對來說肺、脾、腎較虛弱不足，所以較多發炎性疾病，或腸胃消化不良、呼吸道疾病、發育相關問題。

人類的視力發展是從出生之後開始，視神經的發育要到 6 個月大才開始有顏色的感覺，視力也要到 6 歲才能達到 1.2。所以這個階段產生的眼病如果沒有留意，就可能會影響到視覺發育。

但是，孩子通常不能精準表達自己的感覺，所以需要家長細心觀察，如果發現不對勁，就請及時至眼科詳細檢查。

中醫在兒童眼科的療效

中醫眼科在小兒眼科療效較佳的部分，大致上區分成：

★ ★ ★

眼睛的發炎疾病，效果最好：例如過敏性結膜炎、針眼、淚管阻塞等治療效果最好，但大部分的家長會選擇看西醫眼科，除非是反覆發作才會選擇輔以中醫治療。其實中醫從體質考量治療效果很好，甚至可以不需要使用西藥。

★ ★

屈光疾病，需耐心配合治療：包括弱視、近視、斜視、散光等是中醫眼科的主要兒童患者，中醫也可以對於這些問題做輔助與治療，但通常治療時間較長，如果沒有耐心配合就無法看見療效。

★

先天性眼病，成效較不佳：包含先天白內障、青光眼、早產兒視網膜病變、視神經胚母細胞瘤等治療效果通常不是很好，必要時仍需手術或眼內注射藥物治療。

| 兒童常見眼部疾病 |
過敏性結膜炎

　　一位年輕媽媽帶著 6 歲的女兒來到我的門診。

　　媽媽：「我每天都會看到女兒一直揉眼睛，會不會是過敏？中醫眼科治療是不是能改善？」

　　我：「的確，小朋友的眼睛一直都紅紅的，也有黑眼圈，加上若每天早上起來都有鼻子過敏症狀，就可能是過敏性結膜炎。其實會發炎不單純是眼睛的問題，大多數鼻子過敏的症狀改善後，就不會一直揉眼睛囉！」

　　不只是兒童，許多鼻子過敏的成年人也都可能有過敏性結膜炎。一般以眼睛癢、結膜充血為主，但多數人都會以揉揉眼睛取代就醫檢查；一旦身體的免疫低下就容易併發細菌感染、角膜破皮、麥粒腫與霰粒腫、視神經損傷等，嚴重時甚至可能造成視網膜剝離。

　　過敏性結膜炎一般來說大多與季節、接觸過敏原有關，通常過敏體質的人最容易出現，除了眼睛之外，也會有打噴嚏、流鼻水、鼻塞等過敏症狀。雖然過敏性結膜炎很少對視力造成影響，但因為症狀會反覆出現，故會對患者造成嚴重的困擾。

　　如果過敏的問題沒有改善，反覆揉眼睛可能會使角膜表面破

皮造成疼痛，嚴重時會產生瘢痕，容易使角膜水腫改變角膜的屈光度造成散光增加。

中醫破解 過敏性結膜炎

　　治療過敏性結膜炎以調養過敏體質為首要工作。結膜是黏膜組織與皮膚一起作為人體防禦機制的第一道防線，過敏是人體對於外來刺激過度反應，中醫調養就是從這方面著手。

　　臨床上雖然有其他變化，但就中醫的角度，常見導致過敏的原因大概有風、火、濕、鬱、虛五種：

　　·**風**：一般會以眼內外角反覆刺癢為主，不太會看見結膜變紅赤，而且淚水分泌沒有受影響、視力正常，大多可以從疏風散邪為治療。

　　·**火**：大多會在春秋兩季發作，雙眼灼熱搔癢、反覆流淚、怕光，結膜可以看見紅色血絲或顆粒，眼眵（眼屎）很黏、很多，可以當成一般感染性結膜炎治療，大致以疏風清熱為主，必要時酌加化瘀以加速恢復速度。

　　·**濕**：除癢之外，眼眵也很黏，眼瞼可以看見很多突起的顆粒或白點，一般會在舌苔看到厚膩苔，治療時要清熱祛濕兼疏風才能改善。

　　·**鬱**：有些是因為體內氣血循環比較差，影響眼睛及黏膜的氣血供應，讓黏膜缺少氣血的保護與營養滋潤，反而讓黏膜充血反覆過敏，應行氣解鬱，增加疏通作用。

・**虛**：眼睛時癢時止，大多伴隨疲勞、睡眠差、食欲不振，且大多比較瘦弱，需要依身體狀況補養身體，但不能隨意溫補，以免補過頭導致不舒服。

過敏性結膜炎的兒童大多合併有鼻子過敏、氣喘、異位性皮膚炎的狀況，治療時也需一併考量。小孩的體質調理速度比成年人快，只要把握青春期調養身體，將腸胃消化功能調理好，就有機會改善過敏狀況。

預防過敏性結膜炎，調整體質增體力

治療過敏需從體質根本調養，但平時也要盡量避免接觸過敏原、保持環境清潔、空氣品質不佳時盡量減少外出，或使用空氣清淨機改善室內空氣品質。

另外，也要減少眼睛直接吹到風的機會，帶孩子外出騎車時，最好幫孩子選用有護目鏡的安全帽；在室內盡量不要讓電風扇、冷氣直吹眼睛，否則隨著風而來的過敏原、污染物都可能造成眼睛不適。

此外，需依照體質選擇適合的飲食，原則上仍應避免生冷食物，並減少食用刺激、辛辣、烤炸的食品，包括洋芋片、蝦餅、泡麵等，以免黏膜過度刺激反而加重發炎狀況。尤其是小兒（18歲以下）的脾胃消化功能還沒有完全發育成熟，只要食用過量肉類、魚肉等蛋白質就可能加重消化功能負擔，使得脾胃濕熱累積，反而導致過敏的產生。

適度運動，增強體力與免疫力，進而改善體質狀況，戰勝過敏不是夢！

淚管阻塞

　　媽媽帶著 1 歲的寶寶前來看診，面帶憂愁的跟我說：「上星期帶寶寶去眼科檢查，醫生說是淚管阻塞，需要手術治療，可是她才 1 歲，這麼小接受手術好嗎？中醫能不能治療呢？」

　　我安慰媽媽說：「通常淚管阻塞大多會隨著時間改善，但仍然有一部分是先天阻塞，不過這種是小手術，只要將阻塞的部分通過去就好了。中醫可以幫助一部分，但如果治療後仍然持續發炎腫脹，就可能需諮詢西醫眼科是否能用局部麻醉的方式治療。」

　　人體的淚腺在眼窩的外上方，分泌出淚水滋潤眼球之後，會經由下眼瞼內側的淚點流入淚小管，匯集到淚囊後再經由鼻淚管進入鼻腔。但是剛出生的嬰兒因為鼻淚管發育還不完全，所以常常會有淚眼汪汪的狀況，嚴重時可能會引起發炎，甚至蜂窩性組織炎。大約有 3％ 的嬰兒是先天淚管阻塞，這類患者約有 9 成會在 1 歲前自然痊癒。

　　一般來說，小孩在出生 6 個月後，就可以先考慮使用淚囊按摩的方式來嘗試改善，但如果仍然無法開通，就可能需要考慮進一步的探針貫穿與氣球擴張治療。

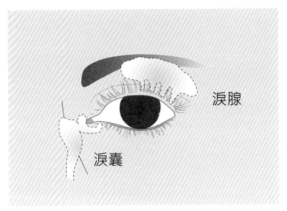

淚腺與淚囊位置

中醫破解 ▶ 淚管阻塞

　　小兒淚管阻塞有一部分是先天發育不全造成的，中醫眼科可以改善發炎的症狀，但無法保證能完全治癒。不過，仍然有部分患者經治療後就貫通了，臨床上我會建議先嘗試 2 週，如果仍無法改善，就要考慮手術治療。

　　中醫眼科治療淚管阻塞時可以當成是一種痰凝血滯的情況，大致上可以區分為兩個情形：

　　·**痰**：中醫對於腫起的腫塊，如果沒有紅腫充血，大多認為是「癥瘕」或「瘰癧」的一種，治療時會使用一些化痰散結的方式，使腫塊縮小。

　　·**瘀**：如果是充血型的腫塊，則需考慮化瘀的方式，如果血液供應變差，組織與肌肉也會缺乏彈性變得緊繃，不利於淚管暢通，所以也需要適度補血溫通，以改善緊繃情況。

如果淚管阻塞合併發炎紅腫，就要先處理發炎才能進一步治療阻塞。發炎的情況大多會從疏風散熱來著手，但要留意小兒的脾胃功能尚未發育完全，如果使用過寒涼的藥物，反而會影響食欲或消化功能，所以臨床常用辛涼解表的藥物，而不是苦寒泄的藥物。

預防淚管阻塞，按摩護理是重點

小兒的淚管阻塞如果是先天發育的問題，基本上無法預防，但大部分嬰兒的淚管阻塞都可以用淚管按摩來改善，有時甚至可以治癒。

家長如何協助孩子進行淚囊與鼻淚管疏通按摩？淚囊位在鼻根與眼內角的中央位置，請照顧者先洗淨雙手並修剪指甲，再用拇指或食指的指腹壓迫淚囊區域，朝向眼睛的方向擠壓，但不能壓迫到眼球。通常會隨著擠壓而擠出膿液，每回擠壓 10 至 20 次左右（請依照醫生指示操作並參見下圖）。

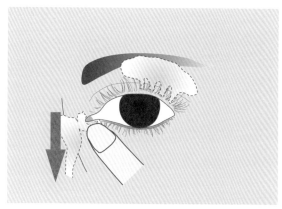

淚囊按摩方向

　　鼻淚管疏通則是：用食指從淚囊的位置用均勻的力道向下按壓，不要摩擦到皮膚而是透過皮膚按壓下方，從淚囊按壓到同側的鼻翼，重複 10 至 20 次（請參見上頁圖）。

　　如果眼睛常常有分泌物，可以使用乾淨的棉花棒清除，並給予熱敷。通常感冒時，眼睛的分泌物也會增加，所以小心預防感冒，但也不能過度保暖反而讓小孩不舒服。

　　最重要的，如果治療後仍然反覆溢淚、流膿、紅、腫、熱、痛，就不要再拖延時間，請立刻就醫治療，並養成定期回診檢查的習慣，才能及早發現及早改善症狀。

 Q 寶寶多大可以吃中藥？

A：也不少家長問，不到 1 歲的嬰兒也能吃中藥嗎？其實，我最小的患者只有 6 個月哦！可以先用少量中藥，與副食品一起餵食，如果寶寶可以接受，再嘗試直接餵藥。

近視

　　國小三年級的芷婷在學校體檢時發現近視 400 度，也常常彎腰駝背寫字，被媽媽帶到我的門診。

　　媽媽：「芷婷從小就沒看電視，也沒玩手機，爲什麼還會近視？」

　　我：「近視的主要原因是長時間近距離用眼，加上她彎腰駝背，也常常像現在一樣趴在桌子上看書寫字，這才是會造成近視的原因。」

　　媽媽：「對耶！她從小就這樣，怎麼講都講不聽。」

　　我：「也可能是身體的問題喔！覺得彎腰、抱著東西比較舒服，所以要先處理這個問題，才能改善近距離用眼習慣，有助控制近視。」

　　小朋友生長的時候，眼球也會跟著長大。如果長時間近距離用眼，會讓睫狀肌收縮以及眼外肌運動加強拉扯，使眼球受到壓力、眼壓上升，導致眼球膨脹、刺激眼球生長使得眼軸越拉越長。

　　但如果已經變成高度近視，視網膜也會被撐大、變薄，可以看到視網膜變薄與退化的狀況：更嚴重時可能會造成視網膜的拉扯或者撕裂、裂孔，或是視網膜剝離，而容易併發其他嚴重的眼

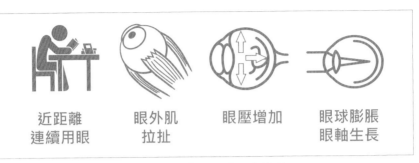

近距離　　　眼外肌　　　眼壓增加　　　眼球膨脹
連續用眼　　拉扯　　　　　　　　　　眼軸生長

現代醫學研究近視的可能機轉

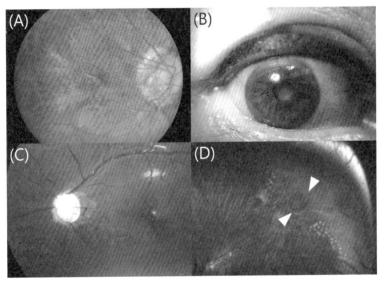

高度近視的併發症（A）高度近視的視網膜（B）白內障（C）青光
眼（D）視網膜裂孔

睛疾病，如白內障、青光眼、視網膜或是黃斑部病變。

現代醫學治療近視大多是開立長效型散瞳劑阿托平
（Atropine）眼藥水、配戴眼鏡，其他的治療方式還有 OK 角膜塑

型、SMR 多焦軟式隱形眼鏡、近視雷射手術等。

中西醫破解 近視

　　中醫稱近視為「能近怯遠症」，古人認為近視大多是用眼過度、用眼不當或是先天稟賦不足、先天遺傳所導致。但從中西結合的中醫眼科思路，大概可以從四個部分切入：

　　・**長時間的疲勞無法放鬆**：眼睛需要足夠的氣血供應才能維持視覺功能，但長時間連續用眼會導致氣血消耗與肌肉緊繃。在治療方面應優先緩解緊繃的眼部肌肉，可以從養陰柔肝、緩急止痛、祛濕、局部刺激等著手。

　　・**連結眼部的經絡脈道拉扯與牽引**：除了睫狀肌與眼外肌的拉扯外，經絡的拉扯或緊繃也可能讓眼球的壓力增加，刺激眼球生長。治療時考量經絡的四大系統（經脈、絡脈、筋經、皮部），結合中醫傷科、骨架（骨骼、肌腱、韌帶與身體結構）的概念，用手法、針灸或是內服藥物，改善經絡的通暢以及緩解可能的拉力。大致上以行氣活血為主，局部的引經藥、正骨、鬆筋、局部針刺等方法。

　　・**內在臟腑的偏勢虛實影響彎腰駝背**：心、肺、脾虛都讓身體覺得彎腰駝背比較舒服；或是因為腎氣不足，所以一直想懶軟不動。此外，也有可能是心脈或肝脈太過緊繃，使得身體不自主偏向某一側，這時應依個人臟腑偏勢調理。

　　臟腑氣血的偏勢，讓眼球發育與身體不成比例：就如同性早熟的觀念一樣，可能是身體內產生虛火使得眼球發育過快，反而要

清虛火滋陰養血，還要幫助身體加快發育速度，可參考發育遲緩或是青春期的轉骨，先調整腸胃消化吸收功能，並處理胸口的傷與筋骨的緊繃。

針灸可以短暫性改善視力，但效果持續時間不長，仍然需要定期針灸或搭配服藥穴位刺激以幫助調節經絡的阻礙與通暢，但需依中醫師實際評估選擇。

預防近視找上門，中西結合改善近視

近視控制是長期抗戰，無論是否接受中醫治療都應持續現代醫學的治療與追蹤。現代醫學主要強調，避免長時間近距離連續用眼、近視度數配好、配滿與全時度數矯正等觀念，與中醫眼科的基本觀念相同，但中醫角度可以再補充一些現代醫學比較沒有提到的部分。

度數凍結是成長期近視控制的主要目標，每年 25 ～ 75 度的增加速度是可容許範圍；成長期的近視單純用中醫治療不一定有效，需要結合現代醫學、用眼習慣調整以及整體評估。

·**耳穴按摩**：是一個簡單而且沒什麼明顯副作用的保健法，對於控制近視有特殊的效果。耳朵就像是一個倒立的胎兒，耳垂的正中央就對應了眼睛，常常按摩耳垂有助於維持眼睛的明亮。有研究指出，耳穴刺激可以加強睫狀肌放鬆，可以輔助散瞳劑的使用（按摩穴位請參見右頁）。

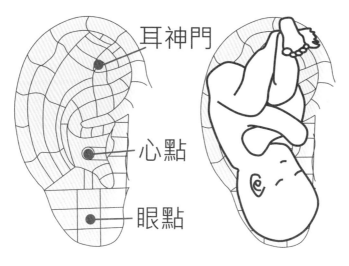

耳穴按摩參考點

耳神門

心點

眼點

‧**眼球運動**：可幫助放鬆眼球，但速度要「慢」，轉動同時睜開眼睛放輕鬆看，頸部隨著眼球的方向一起轉動延伸。（請參見第四章 p.183）

‧**眼周按摩**：適度按摩可放鬆眼睛的疲勞、改善眼球與睫狀肌的調節力。（請參見第四章 p.178）

‧**頸部胸口伸展**：頸部胸口有空多放鬆伸展，可協助疏通讓氣血送到頭面部的路徑。（請參見第四章 p.185）

　　高度近視（500 度以上）務必定期至眼科散瞳檢查，提前預防視網膜損傷。接受雷射治療之後，高度近視所產生的眼軸變長仍然存在，可以用中醫的方式保養，預防可能的損傷。

　　飲食均衡、適度增加深色蔬果、魚肉攝取，可以提供眼睛營養。戶外運動有助於降低近視的發生率，據國民健康署的研究，**每週至少 11 小時以上的戶外活動能有效降低近視度數增加**。留意用眼的姿勢、燈光，並嚴格控制用眼時間，才是真正控制近視的不二法門。

◎ 假性近視與真性近視

　　眼睛的度數不是單純由眼球長度所改變，而是從淚液層開始到視網膜，每一層的狀況都會影響到度數與視覺的清晰度。

　　如果眼球開始變拉長，人類的水晶體因為還有足夠的彈性，睫狀肌就會收縮以讓影像可以清晰的對焦在視網膜上；但如果眼睛過度疲勞，睫狀肌變得無力、比較沒辦法對焦所產生的近視就形成「調節性近視」，也就是俗稱的「假性近視」。

　　如果時間拉長了，眼球拉長的距離沒辦法以睫狀肌調節的方式來讓影像清晰就會形成「真性近視」。不過，假性近視是一個很模糊的概念，臨床上治療上並沒有太大的幫助，所以近視不單純要看度數，更重要的是看眼軸長度。

　　請記得一個原則：散瞳前驗光得到的度數僅供參考但價值不大，仍然要以散瞳後驗光的度數為標準。

斜視

　　一位年輕媽媽帶著還在念幼兒園的 Stella 來到門診。

　　她說：「學校老師發現她有時候會斜著看同學，看電視也會頭歪一邊，眼科說這是斜視需要手術，中醫可以治療嗎？」

　　我觀察後回答：「現在看起來還好，妹妹是不是在很累的時候或沒睡好才會眼睛偏掉？」

　　媽媽：「對啊！她只要很晚睡，眼睛就會跑掉，也會說看到兩個影子。」

　　我：「這種是隱性斜視，通常是眼睛一側的肌肉比較沒力，或是身體經絡臟腑的虛弱，中醫在這一塊可以治療也有機會不用手術，但還是要密集配合眼科檢查。」

　　眼睛在看東西時是雙眼都明確對焦，但如果兩眼的視線不一致，一眼注視時另一隻眼睛偏斜，就稱為斜視，即一般大眾熟知的「鬥雞眼」（內斜視）或「脫窗」（外斜視）。斜視除了外觀不好看之外，小時候的斜視容易導致視神經發育不良引起弱視，成年人則是會造成複視。

　　兒童斜視原因仍然不清楚，但似乎有家族性，有些神經病變的疾病也會引起斜視，例如腦性麻痺。

　　成年人斜視大多是其他疾病引起的，例如甲狀腺眼突症、重症肌無力、腦病血管瘤、外傷、腦炎等原因需要詳細檢查。

　　另外要留意，新生兒的眼球因為無法固定凝視，常常被誤以為是斜視，大約 3 ～ 4 個月就會消失。而有些小嬰兒因為鼻樑比較寬，外觀看起來很像內斜視，但實際上並沒有斜視。

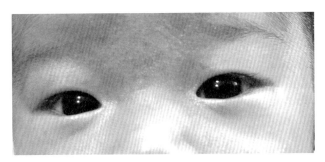

新生兒的眼睛容易被誤判為內斜視，實際上為正常狀態

中醫破解 斜視

　　從中醫眼科治療斜視需依照斜視的原因進行治療，如果是兒童斜視或找不到明確原因的斜視，可以判斷是哪一隻眼睛，是外斜視、內斜視、上斜視或下斜視？是平常就會出現的顯性斜視或隱性斜視？此外，如果治療反覆無效，仍需考慮手術治療。

　　·斜視的方向和患眼通常與治療切入點相關：一般來說，人體的左側主要是為心脾所主管，右側為肝，後側為腎，如果眼睛往右外斜，可以當成肝太過緊繃；眼睛往上偏，可以當成腎或脊

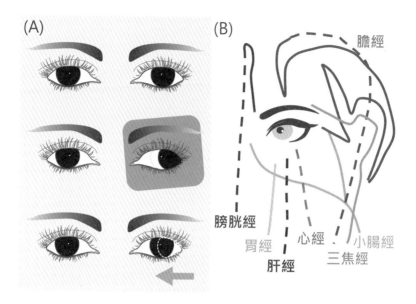

（A）遮眼測試 （B）眼周經脈分佈圖

椎太緊繃。通常可以調整拉扯的經脈、臟腑，緊的那一側就放鬆，
鬆的就補強。

　　·**疲勞時才出現的斜視**：如果是隱性斜視，也就是在疲勞時
才會出現的斜視，大多屬於虛症，可以用遮眼測試來檢查（如上
圖）。舉例來說，左眼隱性外斜視，可能就代表心脾虛，右眼隱
性內斜視可能反映肝脈虛損。隱性斜視治療時就以補虛為主。

　　·**其他因素**：臨床上也有跌坐撞到尾椎、撞到肋骨後出現的
斜視，治療時需要依照受傷的狀況與嚴重度來治療，大致以活血
化瘀為主要治療方向。

斜視無法預防，家長協助可加快恢復

斜視通常是發生後才會看見，一般沒有預防的方式。但除了治療外，協助按摩身體也有機會改善斜視的情況。

方法 ❶ 身體按摩

先判斷屬於哪一種斜視，找出緊繃或虛弱的經絡與臟腑，從緊繃的地方按摩放鬆，一般來說胸口、兩側腋下、胸大肌、膏肓、薦椎最常見。

 步驟

❶ 按摩時先讓小孩呈舒服且放鬆的姿勢，坐著躺下或趴著都可以。

❷ 家長肩膀放鬆，搓熱雙手，用食指、中指、無名指三指併攏，均勻且柔和的揉按，不可過度用力以免小孩反抗。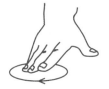

❸ 通常緊繃的地方都可以揉按到明顯的筋結，以揉按到筋結變軟，或是小孩覺得不能忍受為主。

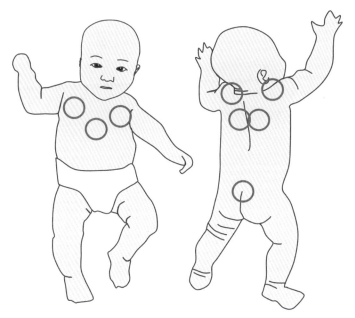

小兒身體按摩常見緊繃位置

方法 ❷ 捏脊法

小兒捏脊法也可以參考下圖，但如果皮膚有破損、疹子、皮膚病時就不適合操作。

❶ 操作捏脊法時，先脫掉衣褲並注意保暖，讓小孩趴在床上或腿上，雙手放鬆，先撫摸幾下背部讓肌肉放鬆後再行操作。

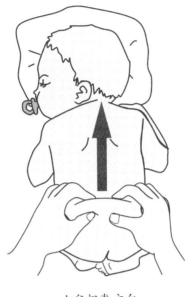

小兒捏脊方向

❷ 雙手半握拳，沿著脊椎用食指與拇指合力夾起背後肌肉，留意要捏到肌肉而不是皮膚，由下往上捏到頸部為主。

❸ 力道輕快柔和為主，先讓小孩適應後再漸加力道。

注意！ 小兒捏脊法適用於半歲到 7 歲，如果年齡大於 7 歲之後，因為背肌開始增厚，效果就不佳了。斜視除了影響外觀之外，更可能讓視力發展出現異常。中西結合治療，配合平時按摩捏脊可以加快改善速度哦！

弱視、遠視、散光──屈光不正

　　6 歲的廷廷被發現高度遠視與散光導致的弱視，驗光之後視力不到 0.3，擔心的媽媽帶著廷廷來中醫治療。

　　我：「弱視的原因有很多，中醫治療前仍需先找到弱視的原因。廷廷是高度遠視與散光造成的，在矯正度數之後，可以使用中醫治療刺激視神經，讓視神經加速成熟改善弱視。」

　　媽媽：「聽起來好複雜，中醫是用針灸治療嗎？」

　　我：「針灸只是其中一個方式，也可以用藥物唷！」

　　視覺從出生後才開始成熟，需要清楚的影像刺激才能促進視神經發育。如果排除任何屈光不正（散光、近視、遠視、兩眼不等視），或是光線途徑的問題仍沒辦法看到 0.8 以上，且眼球本身沒有任何病變，就稱為「弱視」。通常以 3 歲 0.5 ～ 0.6、4 歲 0.6 ～ 0.7、5 歲 0.7 ～ 0.8、6 歲 0.8 ～ 0.9 為通過標準。

　　·弱視：大致上可以分成斜視性、雙眼不等視性、視覺剝奪性／廢用性、高度屈光不正這四種，治療黃金期是 6 歲之前，10 歲後就不易治療。

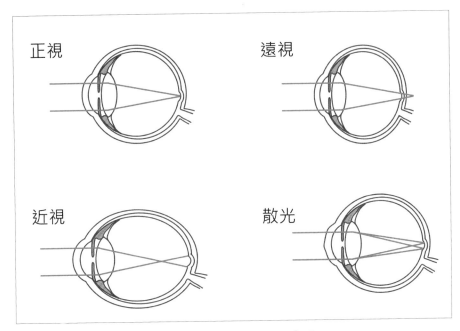

正視、近視、遠視、散光示意圖 。

・**遠視**：指的是光線聚集在視網膜後面，無論看遠看近都模糊但遠處較清楚一些，是造成兒童弱視的主要原因。

・**散光**：主要是角膜弧度不規則或水晶體所導致，通常是先天造成的。

中醫破解 弱視、遠視、散光

　　中醫眼科治療弱視要留意導致弱視的原因並把握治療黃金期。大致上可以分成兩大方向：輔助矯正屈光不正、刺激視神經發育。

　　臨床上，可以把弱視當成退化或發育不良來治療，但也需要依照發生的原因拆解：

　　·斜視性：當成斜視來治療，並增加補益肝腎以刺激視神經發育。

　　·雙眼不等視性：雙眼都要治療，但比例拿捏不同。一般以視力最差的那一側當成虛損比較嚴重的一側，例如左眼視力較右眼差，就先以補心腎為主要手段。

　　·視覺剝奪（廢用性）：大多是眼瞼下垂、先天白內障、角膜混濁等原因，西醫眼科治療的效果比中醫來得好，一般不建議單純以中醫治療，需要留意兒童的年齡與視力狀況。

　　·高度屈光不正：當成近視、遠視、閃光來治療。

　　近視在前一篇已經說明，主要是眼球發育過快，換句話說，遠視就可以當成眼球發育不良。遠視在中醫眼科稱為「能遠怯近症」，主要是從補肝腎為主要治療手段。但小兒補肝腎要小心，如果過度滋膩則可能影響生長發育。

散光在中醫眼科治療並沒有太多記載，但如果經常揉眼睛，可能讓角膜反覆水腫，再加上揉眼睛的過程中擠壓角膜導致角膜弧度改變，就可能使散光加重。如果是因為結膜過敏、鼻過敏、眼睛癢所以一直揉眼睛，治療時就要從改善過敏的方式著手。

拯救視力有一套，細心觀察搶時效

兒童弱視大部分可以治癒，但如果錯過治療黃金期就很難改善了。一般來說，小兒在 3～4 歲時應該要接受一次眼部檢查，一旦發現弱視就要及早接受治療。

如果已開始眼科的遮眼治療需確實執行，訓練弱視的眼睛去看，仍然可以看電視、看書；遮眼後也需要密集視力追蹤，如果視力已經正常也要漸進式停止。

平時應該注意小孩的飲食習慣，均衡不偏食，以提供生長所需的營養；並且養成戶外運動的習慣，強健身體使經絡疏通。

另外，也需要給予小孩心理支持，弱視不是無法治療，遮眼只是暫時的治療手段，只要視力恢復與穩定，視力也能與正常人一樣。

早產兒視網膜病變

　　1 歲半的安安是極低體重早產兒，出生 1 個月後篩檢發現得到早產兒視網膜病變。右眼已接受視網膜剝離手術，左眼注射抗血管生長因子治療後狀況已有改善，但右眼的視力仍無法恢復而來尋求治療。

　　安安媽媽：「手術後的視力能夠改善嗎？中醫是否可提供幫助？」

　　我：「視網膜結構在損傷的當下就決定了是否能恢復，但癒合的條件取決於身體內氣血精氣的供應，這部分中醫可以提供保養的方式。」

　　早產兒視網膜病變主要是因為視網膜血管在胚胎期第 16 週開始隨著週數往邊緣生長，直到 36 至 40 週才發育完成。隨著醫學進步，低週數與低體重早產存活率雖然增加，但也增加早產兒視網膜病的機會。越早出生、體重越輕，發生率越高，如果出生體重低於 1250 克發生率約 65.8％，如果低於 1000 克就高達 81.6％。

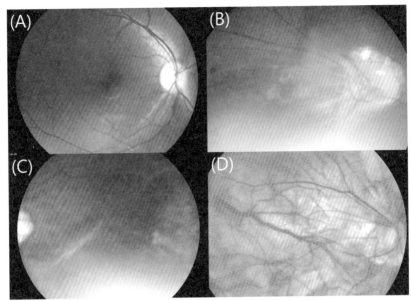

（A）正常人的眼底攝影與（B）（C）（D）早產兒視網膜病變的眼底攝影

此外，使用氧氣、保溫箱的時間、呼吸暫停的次數、血液中的含氧量、是否輸血及早產兒呼吸窘迫症等，都是可能造成早產兒視網膜病的因素。

臨床上，依視網膜血管生長的範圍與視網膜剝離的程度作為嚴重度的分級。治療依照嚴重度可選擇冷凍、雷射、眼內注射抗血管生長因子、玻璃體切除術等治療方式；但後續仍可能產生其他眼病如近視、視網膜皺褶、黃斑部異位、弱視、青光眼與白內障等。

中醫輔助治療 早產兒視網膜病變

　　早產兒的眼病在中醫不常見，大多數是在手術與雷射治療後尋求中醫輔助。在治療前要先留意小兒是否接受服用中藥或其他治療方式，再考量早產兒可能出現的體氣狀況來調養，中醫可從三個方向著手。

優先調養消化吸收能力

　　早產兒大多因為內臟與腸胃發育不如一般新生兒，即使出生後，生長曲線仍然常低於正常標準 15％以下，這時應優先改善消化吸收，讓吃進去的營養可以順利轉換成身體需要的氣血精氣。大部分早產兒的心臟先天比較弱，腸胃道的供血量也較差，所以也需要考慮溫養腸胃，增加消化功能。

進一步促進早產兒生長發育

　　小兒的體質大多是肺、脾、腎較虛弱，生長發育極需先天父母給予的腎精腎氣及後天的飲食營養補充來推動。大部分比較瘦弱的早產兒與幼童容易發生薦椎部緊繃及腎陽與督脈陽氣不足，不利生長發育，適度溫補先天元陽，並鬆開薦椎就顯得很重要。

由身體調養輔助眼睛發育成熟

　　調養身體讓吸收變好後能將氣血往眼睛多修復一些，但眼底的修復很常使用滋陰藥，使用時需格外小心，以免過度補養反而影響消化功能，或是使得生長過速出現性早熟或其他問題。

更重要的是注意孩子成長過程中的生長曲線及發展指標，如果發現生長發育低於矯正年齡標準，應適時尋求早期療育評估以免影響未來生活品質。

早產兒需早調養，強身治眼救損傷

小兒調養的過程中，尤其需要留意腸胃消化吸收功能。因為早產兒的胃容量比正常嬰幼兒來得小、食量通常更小，如果喝超過胃容量的奶就更容易溢吐奶。除了餵養的技巧之外，可以使用先前教過的小兒按摩技巧來舒緩，但手法要更輕柔，著重在薦椎部的按摩（請參照小兒斜視 p.156）。

通常到了矯正年齡 6 個月可以食用副食品後，就可以視情況開始使用中藥輔助。通常我會讓家長把少量藥粉加入副食品裡餵食，如果小孩可以接受，再用開水調開使用瓶餵或湯匙餵。

本章節提到的小兒眼睛保健方式都可使用，但在孩子懂事之後記得要教導他正確的用眼習慣，並認知自己的眼睛疾病，從小保養眼睛才不會在成長過程中讓眼病再次找上門。

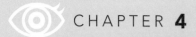

CHAPTER **4**

眼病患者的
中醫日常保健・飲食指南

臨床上常說，「醫師能做的只有三成，剩下的七成是要靠自己。」醫師能在關鍵時刻找出真正的問題點，但個人的飲食宜忌、生活習慣、作息等實踐，還是要患者親自做到，才能讓治療發揮最大功效。

中醫對眼病的護理與預防散在各個古代的眼科專著裡，例如煎藥、服法、術前術後的調理、用眼姿勢、飲食習慣等都有臨床意義。結合現今的環境與飲食作息條件，無論是生活習慣、飲食調養、四季照護等，中醫眼科幫助的比想像中多。

| 生活保養 |

什麼 ?! 沒想到這些事也會傷到眼睛

很多人認為眼病多是眼睛自己出問題或是用眼習慣不好所造成。但其實有些看似不起眼的毛病或習慣也會傷害眼睛，像是長期姿勢不良、不小心跌坐撞到或是吃不適合的食物，都可能導致眼病！

低頭工作傷眼睛

臨床上常看到需要長期低頭工作導致眼睛不舒服、乾澀的患者，例如牙醫師、藥師、實驗室研究人員、裁縫師、插畫家、會計師、平面設計師等，甚至其他需大量使用手機、平板等低頭時間更長的工作者。

長時間維持低頭的姿勢，容易讓胸口及脖子受到壓迫，讓臟腑產生的氣血、養分無法順利送達頭面部，使眼睛周邊的循環變差。身體的氣血營養送到眼睛會有許多關卡，不只是頸部，從脊椎、膏肓、肩膀、後頭部、眼眶、眼底的血管——視網膜障壁，都是重要的地方，過程中，如果任何一個路徑、關卡受到阻礙，都可能影響到眼睛。

排除長時間因為光線或是吹風讓眼睛的水分快速散失，或是身體臟腑功能低下、製造的養分不足等因素，大部分眼睛乾澀不舒服都是因為姿勢或者是頸部長時間痠痛、外傷等原因，使經脈

緊繃所導致。這時通常只要把胸口以及脖子緊繃的筋結揉開，或是檢查頸椎有無不正，將骨架推回去就可能可以改善眼睛乾澀的問題。不過，眼睛乾澀的原因可能每個人都有不同，需經由專業的中醫眼科醫師評估，找到根本原因治療，才能徹底解決問題。

頭部手術後吹風

　　許多人以為頭部手術只要調養好就沒有問題，但畢竟手術對於人體是種氣血耗傷的過程，且傷口也會產生局部的氣層破洞；加上病房與手術房大多是維持 22℃上下，如果沒有留意避風，讓傷口長時間吹到冷風，就有可能讓風寒病邪直接進入腦部。

　　臨床上常遇到手術後傷口吹冷風而出現眼睛緊繃疼痛、乾澀、複視、眼壓上升、頭痛反覆、顏面神經麻痺等狀況，治療就必須考慮疏風散寒、溫經止痛的方式。考慮手術後氣血虛損，正氣不足，也可搭配使用補養藥物及食療，像是四神湯、鱸魚湯、小米粥等來使正氣回復，避免產生後遺症。

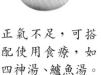

正氣不足，可搭配使用食療，如四神湯、鱸魚湯。

洗頭之後頭髮沒吹乾

　　洗頭後沒吹乾頭髮所產生的病症，與頭部手術後吹風造成的情況很相似，但如果身體處於潮濕的情況下，皮膚表層用以防禦外邪入侵的衛氣變弱，外在的風寒濕邪就更容易入侵人體，長時間下來也可能造成疾病。

　　但與手術的狀況不同，這類患者不一定會有大量氣血耗傷的現象，所以大多只需要溫經散寒止痛就可以改善，像是熱敷、吹風機溫熱刺激等。

運動後喘促情況下大口喝冰水

老一輩的人都會說到，運動後如果還在喘就不要馬上喝冰水，這樣可能會「煞到」，中文叫「岔氣」；而這個機轉在英文叫 Side stitch，或是包含在 Exercise-related transient abdominal pain, ETAP 的一部分。

2015 年，Morton DP 與 Callister R. 在 Sports Medicine（Impactor factor = 5.038）寫了回顧性文章 Exercise-Related Transient Abdominal Pain (ETAP)註1。文章中提出許多機轉理論，如：橫膈膜缺血、內臟支持韌帶的壓力、消化道缺血或撐脹、腹部肌肉痙攣、膈正中弓形韌帶 median arcuate ligament 壓迫腹腔動脈 celiac artery 而造成缺血性疼痛、脊神經或腹壁腹膜刺激等。

從中醫的理論來看，運動之後全身的氣血會快速運行及散佈到身體各處。大家都知道熱脹冷縮，這時候如果馬上就喝冰水或沖冰水，消化道的脈管收縮，心與脾陽無法暢達，氣血就受到阻礙，胸中陽氣不暢，就產生了「煞到」的情況了。

這個機轉與 Morton DP 與 Callister R. 提出 ETPA 可能之機轉之一：腹腔動脈壓迫造成的缺血性疼痛非常類似，屬於經絡內傷，沒辦法用現代儀器測量。

在《少林寺跌打銅人簿》中也提到「切當忌風處及地下坐臥，並冷水茶酒與油膩毒物，一切謹記，戒之。」這些都會讓陽氣受傷，阻礙的症狀也就是「岔氣」。

在這個前提之下，胸口及腹部產生經絡內傷，使得內臟氣血無法經由腹部及胸口往上送到眼睛使得眼睛氣血不足，也會造成

眼睛不適。

撞傷肋骨或脊椎

　　很多人不認為肋骨及脊椎的損傷會造成眼睛疾病，但臨床上常常遇到患者因為跌倒撞傷身體，而出現複視、眼壓上升、眼睛無法對焦、乾澀疲勞等症狀。

　　還記得之前曾遇過一位患者，從樓梯跌倒時撞到尾骨，雖然局部沒有瘀青僅稍微疼痛，但過了半天之後就出現複視。我在尾骨處按到明顯的筋結疼痛，且觸摸到薦椎稍微有點不正，在按摩復位之後，複視就消失了。也曾有患者從高處摔落撞傷肋骨，局部雖然有麻痛感，但也讓眼壓上升，加上後續照護不良而產生青光眼。

　　上述情況常常遇到，無論是尾骨的挫傷或是坐姿不良造成的脊椎小錯位、兩側膏肓與豎脊肌的緊繃等，都可能讓經絡產生拉扯，讓連接到眼睛的經絡張力不等，使得眼睛產生不同的症狀。

　　所以身體的傷痛仍然要小心處理，「傷筋動骨一百天」指的不是休養就好，而是要在這段時間積極治療與復健把傷痛治療完成，並訓練肌肉群調養受傷的經絡，才不會產生後續的疾病。

註1　D Morton, Callister R. Exercise-related transient abdominal pain (ETAP). Sports Med 2015; 45(1):23-35.

| 生活保養 |

不良用眼習慣影響眼睛健康

與其耳提面命什麼是正確的姿勢與用眼習慣，倒不如從不良的用眼姿勢來提醒。

彎腰駝背：**眼睛乾澀疲勞**

最常見的就是彎腰駝背，在這個姿勢下胸口與脖子會受到壓迫。氣血精氣往上送到眼睛的過程中，容易在胸口與脖子造成阻塞，導致氣血運送不暢，使得眼睛與頭面部的氣血不足，不僅是造成眼睛乾澀疲勞，長期下來更有可能讓眼睛與視網膜養分不足而加速退化萎縮。

聳肩：**影響清晰度與明亮度**

在聳肩的狀態下，後頸到肩部、膏肓會呈現緊繃狀，影響背後經脈的順暢，進而讓腎氣不容易送到頭面部。另外，腎氣不足的情況下，也容易從膏肓開始緊繃，造成後頸部、肩膀緊繃痠痛。腎氣沒辦法順暢送到眼睛，會影響眼睛的清晰度與明亮度。

距離過近：**燒灼傷害**

物理光學提到，光線強度與距離平方呈反比，與光源的距離越近眼睛接受到的光線刺激越強。光線本身也是電磁波的一種，

且具有能量與物質特性，光線越強能量也越強，對於人體組織來說也是一種燒灼傷害。

斜眼看：**雙眼不等視**

雙眼在視覺功能上會達到融合影像的作用，如果斜眼看時會讓距離物體比較近的那一隻眼睛負擔變大，反而使另一隻眼睛無法接受到清晰的影像，時間一久，就可能讓雙眼的視覺功能產生差異，因而在孩童時期比較容易出現雙眼不等視，或是其中一隻眼睛弱視的現象。

瞪眼看、用力看：**眼睛養分不足**

有些人用眼時，可能會因為看不清楚而不自主的瞪眼看或用力看，導致眼球外的眼外肌與負責調節看遠看近的睫狀肌過度用力使得肌肉變得緊繃；時間一久讓眼壓上升，除了會壓迫視神經外還可能加重近視度數，或是加重老花眼。此外，還有可能使周邊的氣血循環變差，一旦眼睛的養分不足，也會使退化萎縮的情形加重。

躺著：**壓迫後頭部視覺區**

有些人睡前喜歡躺在床上滑手機、看影片或是看書，但這樣可能因為姿勢不良壓迫到後頭部視覺區，且近距離用眼使光線刺激過強也會造成傷害。

趴著：**使養分不足加速退化**

趴著用眼也是與彎腰駝背一樣，容易使胸口、脖子、頭部、

背部壓迫彎曲，同時距離也過近，易使眼睛睫狀肌及眼睛周邊過度緊繃，導致氣血供應變差、養分不足、眼睛疲勞加重，加速退化。

(A)

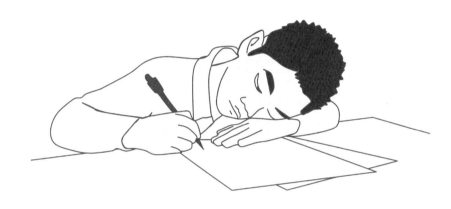

(B)　　　　　　　　　　　(C)

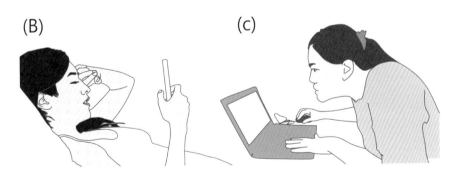

錯誤用眼習慣 (A) 趴著 (B) 躺在床上滑手機 (C) 瞪眼與聳肩

正確用眼習慣

·**用眼姿勢**：自然且輕鬆用眼，距離 30 公分以上，不低頭彎腰駝背。

·**用眼時間**：每 30 分鐘休息 10 分鐘，但許多人做不到足夠的休息，建議修改成每 25 分鐘休息 5 分鐘，讓眼睛頻繁休息。

·**有效閉眼**：長時間用眼或太認真時，常會減少閉眼次數，且許多眼睛乾澀的人無法完全閉眼而使眼睛更乾。閉眼時淚水會藉由上眼瞼帶到眼球表面，用力閉眼也可以刺激淚水擠出來，所以有效閉眼非常重要。

·**閉眼練習**：每 2 秒一個動作，睜眼 2 秒，閉眼 2 秒，用力閉眼 2 秒，再回到睜眼 2 秒，如此循環。

·**用眼亮度**：自體發光的任何東西都可能因為過亮或過暗而傷到眼睛，例如手機螢幕、電腦、投影機、平板等。如果使用顯微鏡、焊接、光桌繪圖、長時間裁縫等高亮度的工作也應留意保護眼睛。

·**用眼環境**：瞳孔在昏暗的環境中會保持散瞳以獲得足夠的光線維持視覺。如果經常在昏暗的環境下看東西，會讓眼睛的負擔過大，還可能使進入眼底的光線強度過強，加重視網膜負擔與燒灼危機，所以建議盡量在光線充足的環境用眼。

·**眼睛保護措施**：強光下眼睛受到的刺激也隨之增加。視網膜雖然需要光線進入之後才能產生視覺功能，但過度的強光反而可能傷害視網膜。建議平時做好防曬措施，適度使用太陽眼鏡、帽子、洋傘；如果工作環境較危險，也應配戴護目鏡與面罩。

眼睛保養按摩法

眼睛的保養不能只靠醫師，如果經由醫師許可，自己平時也可以利用一些手法幫助眼睛改善循環，加速眼病的恢復速度。常見的按摩手法有：搓手熨目法、穴位按摩、頭皮按摩、耳穴按壓。

搓手熨目法

中醫的保健功法中還有一個保養眼睛的功法，稱為「搓手熨目法」，操作相當容易，可以緩解眼睛疲勞。

功效 使雙眼明亮有神。

步驟

❶ 將雙手摩擦到手指溫熱，用指節輕輕摩擦眉稜骨 18 次。
❷ 輕閉眼睛 3 次。
❸ 雙手摩擦到手心溫熱，將手掌平貼眼部幾秒鐘，反覆數次。

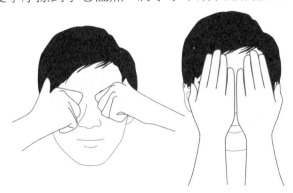

搓手熨目法

頭皮按摩法

　　而頭部也是有許多走到眼睛的經絡，一旦這些經絡產生阻塞或是緊繃，對於眼睛的情況也會有影響。許多眼病的患者都會在頭皮發現壓痛點或是筋結，不妨利用梳頭的過程放鬆頭皮

功效 刺激血液循環。

步驟

❶ 簡單的操作可以用手指的指腹或是指節按摩頭皮，由前髮際向後按摩。

❷ 使用木梳或刮痧板輔助，由前向後逐步按壓頭皮至痠痛感。

❸ 過程中如果有明顯的壓痛點或是有腫塊，可適度增加力道，持續按摩至緩解。

❹ 最後檢查一下後頸部與肩膀，如果有緊繃的筋結與硬塊，也是可以按壓，更能幫助眼睛的舒適度喔！

眼周穴位按摩法

當眼睛過度使用之後，眼周的氣血循環變差，容易讓眼睛周邊變得緊繃，出現了許多按壓疼痛的筋結，可使用下列的穴位按摩來舒緩。

功效 眼周穴位按摩可改善局部循環，放鬆周邊的肌肉與軟組織。

步驟

方法 ❶ 眼周穴位法：揉太陽穴→點睛明穴→揉攢竹穴→刮眉稜骨→按絲竹空穴→按揉瞳子髎穴→下眼眶→按揉承泣穴、四白穴→掌心溫目（先摩擦雙掌心，在輕敷於雙目上，見下圖標示點1 ～ 8）。

方法 ❷ 刮眉稜骨手法：食指屈曲，以第 2 指節緊貼上眼眶，由內至外推刮，然後以這樣方式刮下眼眶，如此先上後下，自內向外，反覆刮動 20 ～ 30 次。

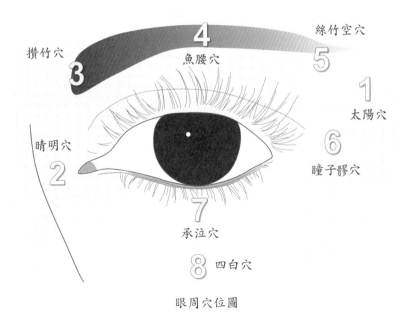

眼周穴位圖

・**太陽穴**：穴位在眉毛尖端和眼睛下緣作三角形（見左圖標示點1），該穴位可以清肝明目，通絡止痛。除了眼部外，頭痛也可以按摩這裡！

・**睛明穴**：位置在兩眼內角凹陷處（見左圖標示點2），以拇食二指，揉壓睛明，先用力向下按壓，然後向上擠捏。按摩這裡可以泄熱明目，祛風通絡，對於視力的問題會有幫助。

・**攢竹穴**：位在眉頭凹陷處，因為這裡的眉毛像竹子一樣向上長出來而命名（見左圖標示點3），攢竹可以祛風、泄熱、明目。

・**魚腰穴**：人的眉毛形狀像一條魚，而穴在中央腰部，故名魚腰（見左圖標示點4）。刮眉稜骨時可加重這裡的按揉，對於眼部的發炎、紅腫疼痛有緩解的作用。

・**絲竹空穴**：位有眉毛的尾端凹窩中（見左圖標示點5），因為這裡的眉毛像是細竹一樣，所以叫做絲竹空。按摩此穴也可減緩眼睛的刺癢、疏風明目。

・**瞳子髎穴**：位置在眼眶外側緣處，眼外角直接往外按到骨頭邊緣的凹窩處（見左圖標示點6），穴位可以平肝熄風，明目退翳、增加眼膠部循環，對於眼睛的乾澀不適，甚至是黑眼圈都會有幫助。

・**承泣穴**：瞳孔直下眼球與眶下緣之間凹陷處（見左圖標示點7），因眼淚落下來會先承接在這裡故名承泣。按摩可以間接刺激視神經，針對遇風流淚、眼睛癢、視力問題有幫助。

・**四白穴**：瞳孔直下，眶下孔凹陷處（見左圖標示點8），因

為可以祛風明目，讓視線四方開闊而光明清澈，所以名為四白。

注意事項

　　上面所寫的穴位都可以用手指緊貼穴位，反覆按揉 30 次，以酸脹為宜。切記不可直接按壓眼球或用力過頭，反而容易受傷。

耳穴按摩法

　　耳穴是 1958 年由法國醫師 Paul Nogier 根據中醫的耳部圖譜而研究發揚。根據《黃帝內經・靈樞・口問》裡提到「耳者，宗脈之聚也」，中醫認為耳朵是經脈匯聚的地方，對於治療與診斷上有輔助的意義。所以，耳穴按摩也可以平時多操作。

功效 利用按壓耳穴，進而刺激對應的器官與臟腑，可以協助調養眼睛。

步驟

　　想到的時候就揉按一下，耳朵中間的心點及耳上的神門可用手指做點狀刺激；耳垂正中央的眼點就直接用手揉按。

　　・**眼點**：耳朵就全息率來看是很像一個倒立的胎兒，耳垂大概可以對應到頭面部，多按摩耳部可以改善眼睛。

　　・**心點**：因為眼睛跟視覺功能有關，視覺功能就中醫來講是「神明」所主管的，神明對應到中醫的「心」，耳上的「心點」的位置是在耳朵中間有個凹槽的正中央。

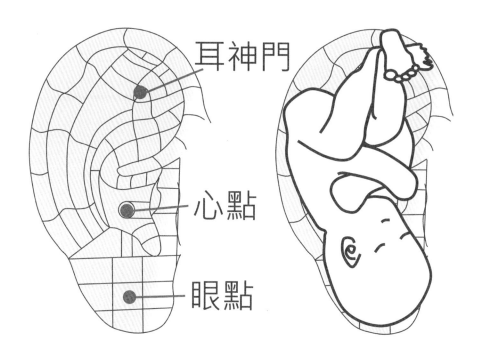

耳穴按摩法

· **耳神門**：它的位置是在耳上的一個三角窩，大約是在耳朵中央上的 1 ／ 3。

注意事項

　　耳朵血液供應非常少，揉按太大力容易造成破皮，傷口恢復較差，所以力道不要過重，建議大概按 5 到 10 分鐘即可。

| 中西醫運動 |
進階版眼球運動

眼球運動操

　　一般的眼球運動只是轉動眼球，但因為部分眼病患者不適合快速轉眼。依照臨床的狀況，改良為「進階版眼球運動」，操作方法如下：

功效 放鬆眼球、改善疲勞。

步驟

❶ 首先拿下眼鏡，閉上眼睛，再慢慢睜開眼，放鬆地看著遠方。

❷ 眼球慢慢往上轉動，邊轉動時，頭跟著慢慢往上抬，速度要放慢。

❸ 頭繼續往上抬，讓視線延伸出去，停留幾秒鐘，這時會覺得胸前有被伸展的感覺。

❹ 頭慢慢移下來，同時眼睛往下看，一樣要慢慢來，眼球與頭部一起延伸出去，停留幾秒鐘，這時候會覺得伸展到背部與腰部。

❺ 用同樣的方法與速度分別往左右兩邊活動，分別可以伸展到心脈與肝脈。

❻ 速度放慢，盡量延伸，不能過度用力。

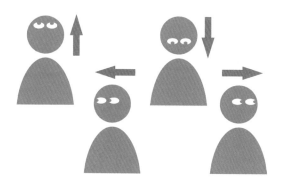

進階版眼球運動

 Q 眼睛應該要熱敷還是冷敷？

A：一般疲勞的狀況下熱敷。

眼睛疲勞應該用熱敷還是冷敷？市售的護眼產品那麼多，一開始出現冷敷袋、洗眼液，後來又出現了熱敷眼罩，到底哪種好？

大家都學過熱脹冷縮的物理現象，熱敷其實會幫助血管擴張，如果是一般疲勞狀況下熱敷會有所改善；但如果是眼睛出血、充血時，只會火上加油，讓眼睛更紅而已。

另外，如果是要直接進行熱敷或冷敷，要留意不要接觸到眼睛，也要注意清潔以免感染。

若就中醫養生角度來說，針灸本身是針法與灸法的總稱，而灸法本身是利用艾葉燒灼，在局部穴位或病位長時間給予溫熱刺激，藉由艾葉本身特有的香氣與揮發油，達到溫經通絡、去濕散寒等作用。

　　在清代的《本草從新》裡指出：「艾葉苦辛，生溫熟熱，純陽之性，能回垂絕之亡陽，通十二經，走三陰，理氣血，逐寒濕，暖子宮，止諸血，溫中開郁，調經安胎……以之艾火，能透諸經而除百病。」艾葉具有的特性，可藉由燃燒後的持續溫熱來治療寒性疾病。

　　如果經過臨床診療，確定眼病是屬於寒凝與氣血不通等問題，可以在經過指導後使用艾灸，刺激後頸部風池穴、頭頂百會穴。但要特別留意，視網膜很怕高溫，所以熱敷時不宜太過高溫，也盡量不要讓燃燒後的煙刺激到眼睛。

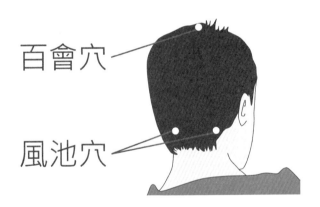

百會穴、風池穴位置

練功也練眼睛，有益於眼睛自癒的養身功法

在中醫學裡面，除了藥物、針灸、推拿之外，更重要的是在於「治未病」，而養生就成為中醫學與其他醫學不同之處。在這些年裡，我發現眾多的養生功法中，有些功法除了可以強身外，也能幫助眼睛提升自癒力。這些養生功法也是大家所熟知的氣功，最主要的目的是在練功的過程中，調整自身氣血運行、提升人體含氧量，進而暢通身體經絡，提升人體的修復。

練功的方法非常多，以調養身體為主的大致上可以分成三類：少林、武當、瑜珈。

· **少林功法**：與少林寺的武術一樣，練功著重在於持續穩定的發勁，通常比較耗費體力，是臨床上比較少教導患者的功法。如蹲襠。

· **武當功法**：就如同太極拳一樣，要求接天地之氣使身體的氣息流動，如纏絲一般綿延不斷。如抱月樁、甩手功。

· **瑜珈功法**：主要為延伸，讓身體筋骨伸展，著重身體的鬆、靜、暖、軟。如坐姿前彎。

以下介紹一些常用的功法，大致上最常教學的是這三個功法：「抱月樁」、「甩手功」、「坐姿前彎」。

練功環境與時間

練功沒有特別的限制，但大多在餐前與餐後半小時內不適合練功，避免影響食慾與消化功能。環境亦沒有太多限制，但只要在陽光充足、空氣新鮮的地方，無論室內室外皆可。

抱月椿

抱月椿是太極拳裡面最基本也最簡單的功法之一，不需要入靜，也不需要調呼吸，更不需要意守丹田，只需要擺好姿勢，站立不動，自然呼吸，讓身體保持不動，達到「鬆而不懈，緊而不僵」就可以。

功效 溫養丹田，補其不足

好處

人體活動時氣血快速往肢體運行，但人體在靜止狀態時，身體內部的氣血反而可以加速修復。在這個狀態下，反而可以讓五臟六腑得到足夠的氣血供應，調整原先不平衡的狀態。特別適合慢性疾病、身體虛弱、腸胃疾病以及循環功能差的患者練習。

步驟

❶ 頭頂懸，收下巴，舌頂上顎。

❷ 兩腳與肩同寬，腳掌內側平行，重心放在兩腳掌心，雙膝微蹲，膝蓋不要超過腳尖。

❸ 維持身體直立，背部放鬆但讓脊椎挺直，頭上頂，重心放低。

❹ 雙手抬高至小腹，呈現抱大球的狀態。

❺ 十指微微張開，手心向內，拇指向上。

❻ 肩部不需用力，沉肩、墜肘、虛腕，站立不動。

❼ 眼睛半開，屏除雜念，專注在呼吸上不要想其他的事情。

❽ 自然的腹式呼吸，維持 10 ～ 15 分鐘。

❾ 站椿完畢，慢慢伸直雙腳恢復身體姿勢，並站立休息 2 ～ 3 分鐘。

　　抱月樁原則上是以溫養下丹田為主，但隨著高度不同，可以溫養的位置也不同。如果雙手抬至小腹的位置即溫養下丹田，主要可以修復一身元氣與腎氣；如果上抬至上腹部這是溫養脾胃，強化後天之氣；如是抬至胸口就是溫養中丹田，主要是溫養心氣功能，但臨床上大多建議溫養下丹田即可。

身體反應

　　抱月樁主要是溫養，所以練功久了之後可能會感覺到身體溫熱，尤其是下腹部丹田的位置，也可能會有熱脹感；比較虛弱的人可能會覺得精神變好、四肢溫暖，這些都是好現象。

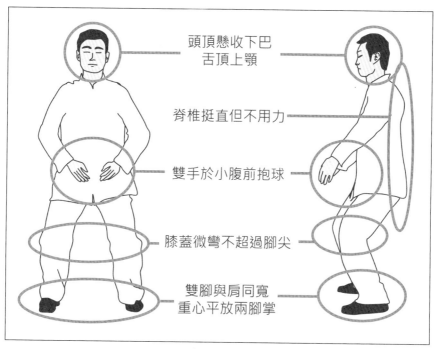

頭頂懸收下巴
舌頂上顎

脊椎挺直但不用力

雙手於小腹前抱球

膝蓋微彎不超過腳尖

雙腳與肩同寬
重心平放兩腳掌

抱月樁圖解

甩手功

　　一般常聽到的平甩功大多是需要用力甩手並蹲三下，但許多膝蓋不好的患者或是太心急的人反而容易受傷，所以我們改良為放鬆甩也不必蹲的甩手功。

功效 放鬆身體，卸去緊繃

好處

　　許多人因為長時間姿勢不良或是習慣聳肩讓身體過度緊繃，因此也會影響到頭面部的症狀，產生失眠、頭痛、眼睛乾澀等不適。甩手功可卸去身體的緊繃。強迫放鬆上半身，並讓手部輕鬆，排除身體的雜氣與病氣。

步驟

❶ 兩腳與肩同寬，腳掌內側平行，重心放在兩腳掌心，雙膝微蹲，膝蓋不超過腳尖。
❷ 雙手掌心向下，慢慢抬高至肩部高度，雙手自然向前平伸但不需完全伸直。
❸ 雙手卸去維持的力量以自由落體的速度雙手下掉。
❹ 重覆步驟 ❶、❷，至少甩 20 分鐘。

身體反應

　　主要功效為放鬆，排除身體病氣。很多人在練功時手指末梢會有冰冷感，甚至覺得手麻麻刺刺的、背後冷冷的，但身體卻很溫暖，這些都是身體在排除寒氣與病氣的現象。但要留意練功時，前方與後方盡量不要有人，尤其是身體比較敏感的人更要小心，以免被患者排除的寒氣影響。

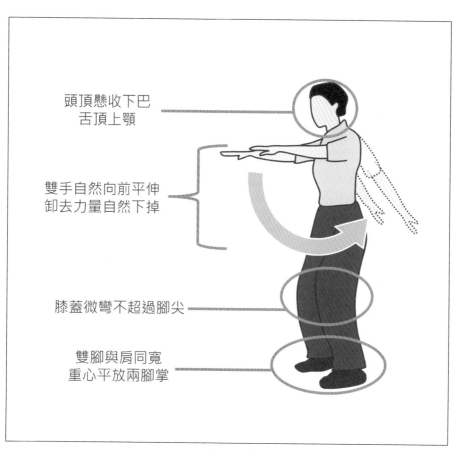

頭頂懸收下巴
舌頂上顎

雙手自然向前平伸
卸去力量自然下掉

膝蓋微彎不超過腳尖

雙腳與肩同寬
重心平放兩腳掌

甩手功圖解

坐姿前彎

坐姿前彎屬於瑜珈的練功方式，大家也許記得國小測體適能時會測驗身體的柔軟度，這個姿勢與坐姿前彎很像，但在練習瑜珈時要做到「速度慢、時間長、放鬆延伸不用力」這三個要訣，才能達到「鬆靜暖軟」的效果。

功效 延伸筋骨，暖軟腰脊

好處

練功不是在測驗體適能，所以重點不是用力下壓或伸展而是放鬆的延伸。持續伸展與放鬆可以改善身體的緊繃，使心情平靜。

步驟

❶ 坐在平整且堅硬的地面或床面，雙腳伸直。
❷ 兩腳與肩同寬，上半身放鬆坐正。
❸ 兩腳掌如同含住汽車油門的方式，讓腳掌向前延伸，但不要將腳背下壓。
❹ 讓坐骨與薦椎與地面垂直，不要過度後仰。
❺ 上半身放鬆，雙手隨意放置在兩側或兩腳中央，沒有特定的姿勢。
❻ 頭頂百會穴向前上方延伸，讓整條脊椎伸展，但不可用力下壓，不必將手向前超過腳掌
❼ 維持姿勢 10 ～ 20 分鐘。

身體反應

有許多人會覺得身體逐漸暖和，腰部與身體溫熱但腳底與尾骨處會有冰冷感，這也是排除身體的寒氣與病氣並溫潤腎氣的功法。

但因為坐姿前彎需視每個人身體的柔軟度，有些人沒辦法將雙腳伸直坐在地面，所以不必刻意勉強。只要每天持續練習，身體的柔軟度就會改善。

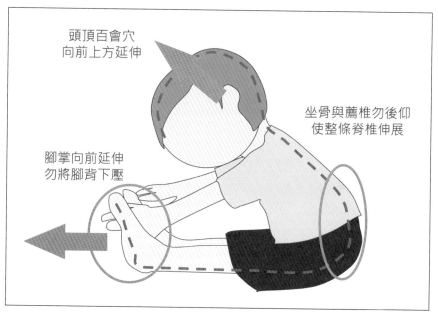

坐姿前彎圖解

蹲襠

蹲襠是武術中常見的扎馬步，但這個功法還結合手部動作，可以訓練下肢的力量與穩定性，讓氣充滿全身筋骨改善體質。

功效 外練筋皮骨，內練一口氣

好處

由於現代人長時間久坐，而下半身又是離心臟遠的地方，容易使血液循環差，蹲襠有利氣血流暢，可改善心肺功能。另外，由於上半身也一起出力，全身的肌肉大多同時運動，在練蹲襠的過程中更容易大量流汗，身體發熱，是很好的消耗熱量、減肥消脂的運動。

步驟

可簡單歸納成「壓、夾、坐、旋、扒」五個字的口訣，詳細步驟如下：

❶ 雙掌腳與肩同寬或略寬，內側平行。
❷ 腳指抓地，腳掌平貼地面，像是將地板抓起來的感覺持續用力（扒）。
❸ 大腿內側用力，膝蓋內旋但不能往內夾，膝蓋不過足尖（旋）。
❹ 屁股如同坐椅子往後坐，不要翹屁股或凸小腹，維持整個脊椎與地面垂直（坐）。
❺ 提肛，進行腹式呼吸，盡量自然呼吸、不出聲、由鼻子進出。
❻ 手掌與前臂成 90 度，大拇指與其他四指成 90 度。
❼ 雙掌以掌根向下向後壓撐地，手臂可以略彎（壓）。

❽ 肩胛骨向後夾緊，肩膀放鬆勿聳肩（夾）。

❾ 雙眼直視，舌頂上顎（舌尖頂上排牙齒後方）。

❿ 最後檢視自己的動作，把力量從腳掌至膝、大腿、臀部、胸口帶上來，再從手往掌根推出去。

⓫ 以維持 3 分鐘開始，持續用力不可鬆懈。目標是不斷增加時間，至少要能撐到 10 分鐘。

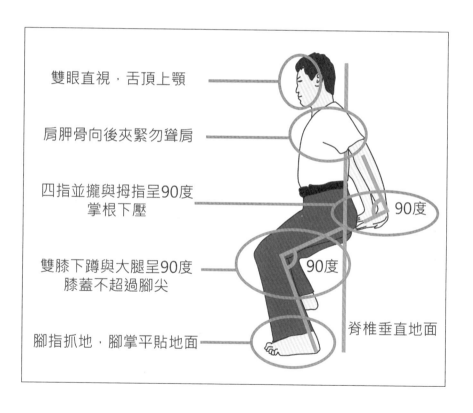

雙眼直視，舌頂上顎

肩胛骨向後夾緊勿聳肩

四指並攏與拇指呈90度
掌根下壓

90度

雙膝下蹲與大腿呈90度
膝蓋不超過腳尖

90度

腳指抓地，腳掌平貼地面

脊椎垂直地面

提醒

　　骨盆要坐下去，屁股夾緊，肩胛骨自然就可以夾緊。另外，因為會流汗，所以需要補充水分。

身體反應

　　蹲襠是所有武術的根基。如果在練蹲襠的過程感覺到膝蓋疼痛，就先不要蹲太低，並檢視膝蓋是否超出腳尖，或是下肢肌肉沒有用力。

　　練功時如果出力很容易感覺到全身發熱、流汗，一段時間後可能會促進內臟平滑肌的蠕動，進而出現打嗝、放屁的現象，這些都是正常的，不需要過度擔心。如果體質偏寒者，練蹲襠也可能會感覺到四肢變冷、身體後側變涼，但身體本身卻很熱，這就是在排出身體的寒氣而改變體質的過程。體質太過虛弱的人，練蹲襠可能會過度疲勞，所以請視自己的身體情況調整。

了解食物屬性，寒熱溫涼皆能護視力

　　食物與藥物有各自的特性，古代人利用吃進身體後，感受身體某些部位產生溫度變化、質地變化、緊繃度改變，進而歸納出寒、熱、溫、涼的「四氣理論」；酸、苦、甘、辛、鹹的「五味入五藏」，以及走特定藏府的「歸經」理論。

依體質調整飲食

　　早在《黃帝內經》之中就有提到「五穀為養，五果為助，五畜為益，五菜為充」的飲食搭配食療原則，但在使用時，仍然需要依照每個人的體質與疾病調整，否則吃出問題反而得不償失。

　　相傳神農嘗百草而識藥性，經過古人長時間的實務經驗累積，將食物與藥物歸納出「性味」，也就是藥物的藥性。人體因為不同的情況，臟腑氣血都會有自己的偏勢而產生出各種症狀。中醫治療也是用藥物自身的偏性，依據中醫理論來矯正人體的臟腑氣血偏勢。

　　食物的部分，早在唐代的《食療本草》就已經記載了許多日常食物的特性，古代中藥的共筆《本草綱目》、《本草備要》之中也有許多記錄。平常的主食如，米、小麥，肉類如，豬肉、牛肉、雞肉等，水果像是，西瓜、龍眼、梨子等，這些如果吃得過多，也是會影響人體的體質與健康。

　　在日常生活中，比較實用且簡單的分類方式就屬寒熱屬性，簡單分類如下表。

食物寒熱屬性與身體反應

	身體反應	常見食物舉例
寒涼	發冷、溫度下降	**蔬果** ．瓜類（西瓜、苦瓜、哈密瓜等） ．柑橘類（橘子、柚子） ．柿子、甘蔗、楊桃、蕃茄、櫻桃等 ．大部份的蔬菜都偏涼 ．菇類 **肉類、海鮮** ．豬肉、鴨血、皮蛋 ．帶殼海鮮（螃蟹、蝦子、牡蠣、蛤蜊、螺） **茶飲** ．薄荷、菊花等
平	溫度不會有太大變化	．五穀雜糧、米飯、麥 ．木瓜、鳳梨、蘋果、檸檬、葡萄 ．烏骨雞
溫熱	發熱甚至發燙	**蔬果** ．榴槤、荔枝、龍眼等 ．南瓜、韭菜、蘆筍、芝麻、核桃、栗子等 **香料** ．馬告、山胡椒、沙茶、大蒜、蔥頭、九層塔、芫荽、芥末、茴香、辣椒、胡椒、花椒、咖哩、肉桂等 **肉類** ．牛肉、羊肉、火腿、雞肉等 **飲品** ．酒、咖啡、醋

飲食均衡、適量攝取才是養生核心

上述分類只是大原則，但人體會自我調節，並不是只能靠食物或藥物調節寒熱，不會因為吃了一些食物就讓身體馬上變寒或變熱，如果是少量食用不會造成身體太大的負擔。除非是身體已經有明顯偏勢，否則一般人**不必過於執著寒熱屬性，只要飲食均衡，任何食物適量就好不能過量**，才是真正養生的核心啊！

人大多為複合體質，調養需由醫師評估

不同的體質狀況，治療就會有不同的前提。一般來說中醫的治療大方向是「寒者熱之、熱者寒之，實者瀉之、虛者補之，燥者潤之、濕者燥之……」等治法，但每個人的體質都不是只有一種，所以治療時可能會寒熱併用，標本同治。

一般來說，青壯年體質偏實，老人與兒童體質偏虛，女性在不同時期會有不同的體質狀況。寒熱也可能有虛實之分，不能盲目清熱或溫補，仍然是需要由中醫師進行診斷評估。

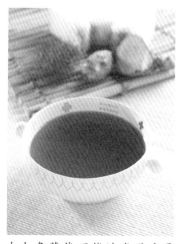

另外，像是麻油爆薑、薑母鴨、薑茶等也需要小心，雖然不像五辛菜這樣嚴重，但仍有吃太多薑後造成眼病惡化的案例，建議有眼病者可經中醫眼科醫師評估後再食用。

吃太多薑後可能造成眼病惡化，宜小心食用。

體質→	身體表現	常見症狀
氣虛→	常乏力、疲勞	懶散、沒精神、嗜睡、昏沉疲倦、體力不支、沒食欲、易感冒
陽虛→	最怕冷	怕冷體弱、面色蒼白、嘴唇白、易腹瀉、特別愛吃熱食與熱飲
氣滯→	最情緒化	煩悶不樂、情緒化、不定處痛、壓力大、不愛運動、睡眠較差
血虛→	瘦弱無力	面色萎黃、面色蒼白、唇色白、眼瞼白、爪甲白、舌體淡白、血不養心、血不養肝、血不養頭目、血不養肢體
陰虛→	最怕熱、缺水	面色潮紅、皮膚乾、性情急躁、口乾舌燥、大便乾、手足心汗
血瘀→	易瘀血、長斑	肌膚乾暗、眼眶暗黑、定點痛、經血色深、血塊、夜間口乾
痰濕→	易肥胖	肥胖、腹部鬆軟、容易睏倦、活動力差
濕熱→	又油又易長痘痘	皮膚油、易生痤瘡、急躁易怒、小便少深、口苦口乾
脾胃虛→	消化功能低下	頭身困重、下肢浮腫、沒食慾、經常腹瀉
虛勞→	長期消耗，補不回來	多為長期勞倦之後，陰陽氣血皆有可能虛損，可能出現疲勞、心悸氣短、面容憔悴、自汗或盜汗，或五心煩熱，或畏寒肢冷，脈虛無力等症

Q 烹調時使用辛香料對眼睛有影響嗎？

A：用太多辛香料，容易傷眼睛！

　　民間有一句諺語說道：「蒜有百利，唯有一害，傷目。」這句話其實有點偏頗，但傷目這件事真的記載在《本草綱目》裡面：「葫蒜，又稱大蒜，……，辛，溫，有毒。久食損人目。」「蓋不知其辛能散氣，熱能助火，傷肺損目，昏神伐性之害，荏苒受之而不悟也。」

　　另外，其中也有提出「五辛菜」，也就是蔥、蒜、韭、芥、薤、興渠（印度香料阿魏）等這些菜，「熱病後食，多損目。」

　　在臨床上也常見眼病患者吃了一些較辛熱的調味料、五辛菜後，眼睛變模糊、眼眵變多，甚至是眼睛更乾、眼壓升高、發炎變嚴重的情況，所以一般不建議食用過多的辛香料或辛香走竄的食物，例如：大蒜、蔥、辣椒、生洋蔥、韭菜、胡椒、花椒、茴香、八角茴香、芥茉、九層塔等食物。

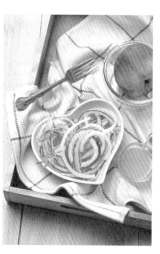

眼病患者不建議吃辛香走竄的食物，像是生洋蔥等。

五色入五臟，營養均衡護眼力

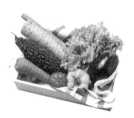

中醫食療盛行使用五色搭配，以五色入五臟來調養臟腑，但五色對應五臟並不是全部通用，仍然需要視情況調整。以營養學角度來看，五色食物的營養價值仍然有許多幫助。

一般來說，五色分別為青、赤、黃、白、黑，在食療裡也利用這個分類與五味（酸、苦、甘、辛、鹹）來調養五臟六腑。

眼睛的修復需要足夠的營養，日常飲食不應該偏向某一類食物，而是要均衡食用，才能攝取足夠的營養素。三餐外食的朋友們要特別留意蔬菜水果類的攝取，若無法攝取均衡飲食，可以考慮添加合適的維生素補充品。當然，還是天然的尚好！

綠色、青色食物：利肝明目、疏肝柔肝

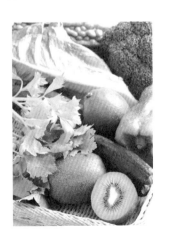

綠色五行屬木，對應酸味，入肝經，以深綠色的葉菜類為代表。綠色蔬果從中醫來看可以利肝明目、疏肝柔肝；從營養學的角度則具有豐富膳食纖維，有助消化，且含各種礦物質，可維持身體所需營養。

另外，綠色蔬果含有大量維生素、葉黃素，具強大的抗氧化能力，可吸收對眼球有害的光線保護視力，預防眼睛老化。

🍴食材舉例：常見的綠色蔬果如波菜、綠花椰菜、葉狀萵苣、茼蒿、青椒、青江菜、空心菜、蘆筍、芭樂、檸檬等。

✂ 紅色、赤色食物：補心、活絡心血管

紅色五行屬火，對應苦味，入心經。紅色的食物從中醫來說可以補心、活絡心血管；以營養學來說，因富含鐵質、維生素 A、茄紅素等，可以保護心血管系統、免遭氧化自由基的破壞。胡蘿蔔素與茄紅素為脂溶性物質，用油炒可以增加吸收率。

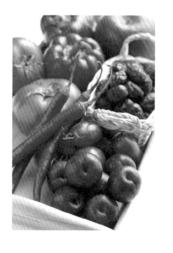

另外，紅色的肉類含有優質的蛋白質與脂肪，能維持人體造血功能，動物性的蛋白質比較無法以植物來替代。

🍴食材舉例：紅蘿蔔、紅甜椒、紅莧菜、紅番茄、櫻桃、草莓、牛肉、羊肉、鮪魚、鯖魚、旗魚、秋刀魚等。

黃色、橘黃色食物：健脾益氣、消食開胃

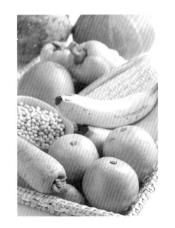

黃色五行屬土，對應甘味（甜味），入脾經。從中醫來看，黃色與橘黃色的食物通常可以健脾益氣、消食開胃；從營養學觀點來說，則具碳水化合物、膳食纖維、維生素 B 等，可刺激胃腸蠕動、幫助排泄。

此外，還含有 β 胡蘿蔔素，可協助清除人體氧化自由基、增強免疫力，還可轉換成維生素 A，有助夜間視力。

🍴 食材舉例：黃色與橘黃色食物如橘子、鳳梨、芒果、柳橙、南瓜、玉米、黃豆、地瓜等。

白色食物：宣肺止咳、化痰平喘

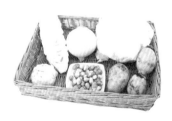

白色五行屬金，對應辛味，入肺經。白色食物通常可以宣肺止咳、化痰平喘，從營養學來說，大多富含水分、水溶性膳食纖維與蛋白質，可補充水分、滋潤皮膚、協助細胞修復。另外，部分食物具有化痰、止咳作用，也具黏膜修復效果。

🍴 食材舉例：常見的白色食物例如米、奶、蛋、大部分的魚類、水梨、白蘿蔔、蓮藕、蓮子、竹筍、蘑菇、山藥、杏仁、百合、銀耳。

黑色、藍色、紫黑色食物：補強腰膝、利筋骨、黑髮健齒

黑色五行屬水，對應鹹味，入腎經。黑色通常與藍紫色、黑紫色食物一起討論，中醫來說有助於補腎填精，強腰膝、利筋骨、黑髮健齒，但並非所有黑色食物都具有這些效果。

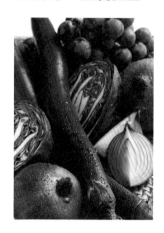

這類食物大多含有花青素、黑色素，具有豐富的維生素、礦物質，能減少氧化自由基破壞，抑制致癌物質亞硝胺形成；還具穩定大腦與自律神經，富含的鐵質也能改善貧血現象。花青素也可以增加眼睛裡感光的「視紫質 rhodopsin」生成，提升視覺的敏銳度、增加夜間視力、維持正常眼壓。

食材舉例：常見的黑色、藍色、紫黑色食物如藍莓、桑葚、整顆紫色葡萄、蔓越莓、紫地瓜、山桑子、黑豆、烏梅、黑芝麻、黑米等。

護眼食品大解析！
從中醫角度與實證醫學說分明

「吃了葉黃素想要保護眼睛，不僅好像完全沒效果，還覺得不舒服？」「魚油到底可不可以吃？」「枸杞菊花茶有效嗎？決明子茶為什麼有人喝了會拉肚子？」

我的門診患者中約有七成以上的患者是因眼病來求診，上述問題也經常出現在門診中。這幾年發現，健康食品也有中醫證型的區分，用錯也會讓疾病更惡化，但市面上的護眼食品種類非常多，不可能一一嘗試，只能從大分類來探討作用。

要說明的是，下面的分析單純是為了臨床上衛教所撰寫，未涉及商業利益，僅就中醫角度論述。

⟨ 先講結論：找中醫師診斷才安全

常見護眼成分中醫分析

	作用	優點	注意
葉黃素	防止黃斑部受自由基破壞	改善痠澀疲勞	苦寒瀉火，脾胃虛弱者易不適
花青素	眼底的抗氧化劑 抗細胞凋亡，抗血管新生	滋潤眼底，增加視網膜氣血供應量	鎖心氣，易胸悶
蝦紅素（蝦青素）	眼底的強力抗氧化劑	刷除眼底代謝廢物	破壞力太強，易傷氣機
魚油	DHA 可進入視網膜	防止感光細胞損傷	痰濕物質，容易黏滯
枸杞子	溫潤眼底	補肝腎明目；神經保護	潤腸易軟便；與Warfarin 交互作用
桑葚	涼潤眼球	補肝腎陰血為主	新鮮、顏色紫黑才有效
決明子	瀉肝火防傷眼	肝火內熱傷眼效佳	需稍拌炒，量多易腹瀉
桂圓（龍眼肉）	補益心脾養血	改善血虛營養不足	不入眼，量多易便秘口乾

常見護眼營養素中醫分析

護眼營養素雖多，葉黃素（Lutien）苦寒瀉火，防止黃斑部受自由基破壞，但腸胃虛弱或寒性證型不宜使用；花青素、蝦紅素（蝦青素，Astaxanthin）是眼底的強力抗氧化劑，但性質較黏滯，現代人心脈較緊或痰濕體質使用要小心；魚油其實就是油脂的一種，只有 DHA 可進入視網膜，但消化不良與痰濕體質的患者容易造成症狀加重。

中藥的部分，枸杞較滋潤，不像花青素與蝦紅素那麼黏滯，配合菊花可以潤眼球；桑葚類似枸杞子，但範圍較廣也沒有像枸杞那麼黏，較不會影響腸胃道；決明子性質較寒，且本身具瀉火的特性，可防止火熱損傷陰血，進而稍微養陰血，吃多會腹瀉；桂圓（龍眼肉）本身不治眼睛，性味燥熱且太甜，用量多容易便秘、口乾、嘴破，陰虛有火的患者不建議單獨使用。建議使用前先找中醫師診斷。

以下將常見的營養素以上述中醫理論加以分析，此外，也觀察臨床患者的身體變化作記錄，供讀者參考。

常見護眼營養素

葉黃素：苦寒瀉火，虛證不宜

性味苦寒，主要能瀉火，作用部位在眼球外與部分眼底。現代藥理認為可以作用在黃斑部，吸收自由基，防止紫外線傷害黃斑部。臨床上發現可以改善用眼過度造成的痠澀疲勞，但對於已經損傷的視網膜與黃斑部效果不多。

另外，葉黃素本身太寒，吃越多越冷，容易傷陽氣。一般市面劑量常見的有效葉黃素為 1.5 ～ 15mg，游離性葉黃素常見為 20mg。但如果一天服用超過 10mg 的有效葉黃素，或是超過 15mg 的游離性葉黃素就容易過寒，會出現鼻癢想打噴嚏，如果脾胃虛弱的朋友容易先出現上腹悶痛、腹瀉，時間長則腸胃受寒過重，可能就會反覆胃痛，甚至傷陽氣的情形。

就現代研究的整合分析（Meta-Analysis）來看，葉黃素對近視、白內障、老花不一定有實質幫助 註1。

食材舉例：大部分深綠色蔬果與黃色蔬果都含有葉黃素，例如玉米、酪梨、奇異果、波菜、南瓜、橘子、柳丁、地瓜葉、綠花椰菜等，尤其以波菜、芥菜、地瓜葉更為合適。另外，雞蛋的蛋黃也含有豐富的葉黃素，也是一味很特別的中藥材，具有養陰寧心補脾胃的效果。

花青素：**較為滋潤，但容易鎖心氣**

性味酸寒，性質較滋潤，作用位在眼球深處，大概是在視網膜附近，現代研究指出，可以預防視網膜被氧化壓力破壞，防止細胞凋亡，抗血管新生[註2]、[註3]。我臨床上發現，可增加視網膜氣血供應量。不過據我的觀察，山桑子（又稱歐洲藍莓）因為會含蓋住整個眼球，會使心氣不易順利走出來，反而讓心脈變緊繃；藍莓則沒那麼鎖，也更滋潤一些。

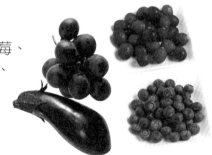

食材舉例：藍黑色的莓果如藍莓、草莓、蔓越莓，以及紫色植物如茄子、葡萄、桑葚、紫色甘藍菜，以及紅色植物如蘋果、枸杞等，皆是從天然食物中可以攝取到花青素的食物！

蝦紅素：**作用較強，但易傷眼底氣機**

性質偏寒，可至眼球後方，在眼睛的作用部位即視網膜上。研究指出，除了身體其他各處外，也可以在眼底毛細血管達到抗氧化的作用[註4]，作用類似葉黃素，但效果比葉黃素強效。但就中醫臨床來看，類似刷除眼底的代謝廢物，雖然沒像葉黃素那麼寒，但因為作用太強烈，反而讓眼底氣機不順暢，長時間使用反而會讓中藥治療的效果達不到眼底的作用部位。若是沒有使用中藥，以平常人的狀況並不太需要使用蝦紅素，反而可以從天然食物中攝取獲得。

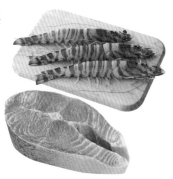

🍴 食材舉例：蝦紅素大多存在於藻類與海洋生物裡，主要由雨生紅球藻生成，因為龍蝦平日大量食用紅球藻而形成蝦紅素。另外，鮭魚、蟹類、甲殼類體內也富有蝦紅素，所以不一定真的要吃蝦子或是找磷蝦才能攝取到。如果體質沒有過寒或過敏，平時吃一些蝦也能得到蝦紅素的效果。

魚油：過於黏膩，反而不易補進眼底

油脂類本身比較黏滯，現代研究指出，魚油裡面的成分只有 DHA 可以進入眼底註5，防止感光細胞損傷。魚油反而類似中醫所說的「痰濕」，痰濕是人體的病理產物，大多是人體不要的東西，若只是為了攝取 DHA，反而吃進去更多不需要的東西，容易使氣血循環不順暢。

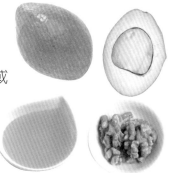

🍴 食材舉例：DHA 大多是存在深海魚類為主，金槍魚、鮪魚、鯖魚、秋刀魚、沙丁魚皆有大量的 DHA，或是含有 Omega-3 的食物也可以補充到 DHA，例如鮪魚、奇亞籽、酪梨、豆腐、核桃、橄欖油等也可以考量。

常見護眼中藥

枸杞子：滋潤眼底，但吃多易軟便

性味甘平，相對於健康食品來說溫潤許多，現代研究發現，可以延緩青光眼造成的視神經損傷註6，亦有神經保護作用註7。中醫認為可以補肝腎明目，臨床上通常不會單獨使用，需要搭配其他藥物來治療眼睛。另外，搭配菊花可以緩解眼睛疲勞，但對於右眼的效果比左眼來得好。

以作用部位來說，大多偏向眼底，包含視網膜、視神經，若是水晶體或結膜、虹膜、角膜等其它地方反而沒什麼效果。另外，枸杞因為還有潤腸的效果，尤其是搭配菊花，如果吃多反而容易軟便，甚至是腹瀉。所以，腸胃虛弱的患者要小心使用。

此外，枸杞子與西藥的 Warfarin（中文商品名：可邁丁、可化凝等）有交互作用，可能會增加凝血時間（主要是增加 INR 值）註8，所以有服用抗凝血劑（尤其是 Warfarin）的患者們，使用前請先由醫師診斷。

食用建議：若是保養用，一般只會建議 18 顆枸杞子搭配 6 朵菊花以 500ml 熱開水沖泡飲用。

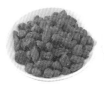

桑葚：涼潤眼球，一併補陰血，但鮮品較佳

性味甘寒，相較於枸杞來得涼，雖然臨床上大多是來補陰血，但一樣可以補肝腎而明目，但以新鮮的桑葚為佳，乾燥的果實效果比較沒那麼明顯。另外，黑紫色的成熟果實最有效，紅色的效果就沒那麼好，甚至不建議食用。果汁、果醬、果醋、果乾都可以，但不要用酒。

與枸杞使用上的區別在於，枸杞補得比較深，桑葚比較淺；枸杞較局限在眼底，桑葚範圍較廣，大概涵蓋了眼球的後 2 / 3；枸杞比較專對眼睛，桑葚可以一併處理腎陰血不足的問題。

食用建議：一般來說，桑葚含有溶血性過敏物質及透明質酸，不宜過量食用，否則易發生出血性腸炎。一天最多 10 餘顆就已經是極限了。

決明子：瀉火熱傷眼，量多易腹瀉，孕婦小心！

性味甘苦鹹寒，主要是瀉肝火，防止火熱損傷陰血，進而稍微養陰血，但實質上並沒辦法補到太多。一般臨床上是用在肝火旺所造成的眼病，如果是氣虛的朋友不宜使用，孕婦也需要小心。另外，決明子用量不能過大，僅能少量煎煮服用。

食用建議：一天的使用量一般不超過 10 ～ 15 公克為限，如果長期使用則需要由專業的合格中醫師評估。

桂圓：本身不入眼，補心脾後營養眼睛

性味甘溫，主要不是治療眼睛，而是補益心脾，養血安神。但因為臨床上看見，眼睛的問題有一半與血液循環有關，又有一部分是血液供應不足，所以可以在補心脾之後營養眼睛。不過因為過於燥熱且太甜，用量多容易便秘、口乾、嘴破，陰虛有火的患者不建議單獨使用。

食用建議：即使是正常人，一天吃 3 ～ 5 顆也容易上火，所以也是需要留意食用量。

每個人差異性太大，請由醫師評估使用

上述的分析主要是從成分來解析，如果想要增加攝取營養分，還是找天然的食物比較不造成人體負擔。每個人的眼病與眼睛問題都不一樣，甚至是同樣的眼病都有不同的原因。

每個人適合的方式都不同，也不是同一種治到底，都需要視情況調整使用，使用前請先找合格的中醫師診斷處方吧！

註 1 Xiao-Hong Liu, Rong-Bin Yu, Rong Liu, et al.. Association between Lutein and Zeaxanthin Status and the Risk of Cataract: A Meta-Analysis. Nutrients. 2014 Jan; 6(1): 452–465.

註 2 Wang Y, Zhao L, Lu F, et al. Retinoprotective Effects of Bilberry Anthocyanins via Antioxidant, Anti-Inflammatory, and Anti-Apoptotic Mechanisms in a Visible Light-Induced Retinal Degeneration Model in Pigmented Rabbits. Molecules. 2015 Dec 14;20(12):22395-410. doi: 10.3390/molecules201219785.

註 3 Wang Y, Zhang D, Liu Y, et al. The protective effects of berry-derived anthocyanins against visible light-induced damage in human retinal pigment epithelial cells. J Sci Food Agric. 2015 Mar 30;95(5):936-44. doi: 10.1002/jsfa.6765. Epub 2014 Jul 15.

註 4 Otsuka T, Shimazawa M, Inoue Y, et al.. Astaxanthin Protects Against Retinal Damage: Evidence from In Vivo and In Vitro Retinal Ischemia and Reperfusion Models. Curr Eye Res. 2016 Nov;41(11):1465-1472. Epub 2016 May 9.

註 5 Minamizono A1, Tomi M, Hosoya K. Inhibition of dehydroascorbic acid transport across the rat blood-retinal and -brain barriers in experimental diabetes. Biol Pharm Bull. 2006 Oct;29(10):2148-50.

註 6 Chan HC, Chang RC, Koon-Ching Ip A, et al.. Neuroprotective effects of Lycium barbarum Lynn on protecting retinal ganglion cells in an ocular hypertension model of glaucoma. Exp Neurol. 2007 Jan;203(1):269-73. Epub 2006 Oct 11.

註 7 Xing X, Liu F, Xiao J, So KF. Neuro-protective Mechanisms of Lycium barbarum. Neuromolecular Med. 2016 Sep;18(3):253-63. doi: 10.1007/s12017-016-8393-y. Epub 2016 Mar 31.

註 8 Chua YT, Ang XL, Zhong XM, Khoo KS. Interaction between warfarin and Chinese herbal medicines. Singapore Med J. 2015 Jan;56(1):11-8.

健康食品不亂吃！
了解中醫體質與食品特性更重要

　　很多人為了保健或是預防病情惡化，會購買許多健康食品，但只要是吃的，以中醫角度來看，無論中藥、西藥、健康食品，甚至是一般食物都有其偏性與特性。

　　‧口耳相傳吃什麼好？

　　‧別人介紹買來吃，真的適合每個人嗎？是否療效誇大不實？

　　‧門診偶有患者問，某項健康食品可以吃嗎？但都是些不知名的產品，雖然帶了樣品來看診，但上面沒有中文標示，更沒有保存期限、製造日期及製造商等資訊，無法評斷也無法吃得安心。

　　如果要購買健康食品，建議找大廠牌，後續怎麼處理才有保障；否則出問題，求救無門只能自求多福。

Q 為什麼吃葉黃素沒有效？

A：依個人體質選擇使用，才能達到治療效果。

幾年前，有一位 70 多歲的奶奶到門診主訴上腹部悶痛。老奶奶自己研究中醫，試過許多治療方式，也吃了許多中藥，都只能改善沒辦法治癒。我幫她治療一段時間都沒有明顯改善，直到她自覺，症狀是吃了葉黃素後才產生，不吃就會改善，才發現是葉黃素惹的禍。

葉黃素本身清肝火，屬寒性藥物，對於肝火較旺的患者來說會有幫助，但如果腸胃比較差的人吃了反而會讓腸胃不舒服。

所以，在服用前，請先交由專業的中醫眼科醫師，依照個人體質選擇使用，才能讓治療效果更好。不是所有眼睛問題都可以用葉黃素改善，更多人是吃了沒感覺，反而眼睛又更不舒服。

| 四季調養 |

春天 溫度變化大，保養眼睛最重要的三件事

　　春天萬物生，但因為溫度變化較大，對於人體來說反而不容易適應。台灣屬海島型氣候環境濕熱，對於眼睛的保養也需要更加注重。

春為一年之始，寒熱調適不易

　　俗諺「春天後母面」，天氣的變化很劇烈，此外處於冷氣團來襲之後的過度期，多風且忽冷忽熱，陰晴不定的天氣，對於人體來說是嚴峻的考驗。

　　入春之後，人體的表面會由冬天時的緊實狀態轉為疏鬆，如果人體的陽氣不足，表面的抵抗力下降，就容易受寒。這時期也容易誘發過敏，讓許多人的過敏加重，所以身體保暖就相對重要。

　　眼睛也是一樣，身體的保暖做好，減少感冒的機會，也可以降低眼睛癢的情況。

濕度變化更明顯，黏膩生冷要避免

　　外界的濕氣會漸漸影響身體，人體需藉由腸胃消化功能來排除，所以在春季時腸胃消化系統的負擔變大，如果吃了過多的生冷、黏膩的食物，可能會讓腸胃阻滯，不利於濕氣排除。

另外，這些濕氣可能會阻礙皮膚、經絡，讓氣血循環變差，因此眼睛就更容易出現眼眵或乾澀的情況，建議適度運動，協助身體排濕並增加陽氣打到體表，僅需微微汗出即可，不需要大汗淋漓，以免讓陽氣過度耗散反而不好。

陽氣運送受阻滯，熬夜過怒不明智

人體的陽氣在春天會藉由肝氣開始輸布全身，但如果肝氣不順暢就可能讓陽氣分布不均衡，使某些部分陽氣不足導致功能低下，某些部分則可能因為陽氣過旺而發炎、腫痛、煩躁。

對於人體來說，熬夜、生氣、過怒本來就會讓氣血不順造成身體緊繃，也可能因為情緒波動使眼睛充血、腫脹，所以在春天更要留意作息正常與身心放鬆。

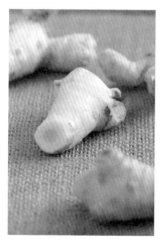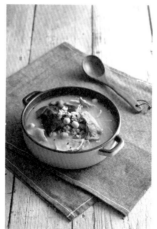

生薑、四神湯是春天不錯的保養選擇。

　　日常飲食可以添加一些辛香料，但過度食用反而可能傷到眼睛所以要適量，如果吃了一些後覺得眼睛不舒服就應暫時停止。生薑反而是個不錯的選擇，既沒有辛香料過度走竄的特性，也可以適度提升人體陽氣幫助濕氣排除，但也不宜吃太多，也不必用麻油爆炒，以免會上火傷到眼睛。一些健脾利濕的中藥與食物也可以考慮，像四神湯。

　　運動也要適可而止，在春天這種陽氣重新啟動的季節不宜過度耗散陽氣。如果劇烈運動反而容易受傷，也可能因為流汗過度而傷到氣血。若是有氧運動或是重訓就需要因人而異，一般不要做到大汗淋漓不止，或是氣喘如牛即可。用對方式，春天也可以讓眼睛舒適又輕鬆！

夏日 炎炎，保護眼睛容易忽略的三件事情

　　一般在門診我都會囑咐患者不能吃太多冰冷的食物，但就有患者問我：「夏天天氣這麼熱，難道都不能喝冷飲、吹冷氣嗎？夏天要怎麼保護眼睛呢？」

適度冷飲可散熱，腸胃功能要監測

　　我們都知道熱脹冷縮，冰冷的食物容易讓腸胃道的血管收縮，使得血液循環受到阻礙。腸胃消化功能需要足夠的血液供應以及溫度維持，如果冰冷的食物吃太多反而會影響血液循環，並讓腸胃消化功能受到阻礙，甚至造成腹瀉、腹痛、身體痠痛、關節痠痛等。

　　就中醫角度來說，冰冷的食物對身體當然有影響，但若少量人體是可以自我調整的。

　　若腸胃功能沒有太大的狀況，一般只會禁止吃剉冰與冰砂（即冰塊本身，畢竟「冰」是中藥），只要不要一次喝太多冷飲，身體大多可以自我調適。

少量食用冰冷食物，人體可以自我調整。

冷氣使用有技巧，濕度控制要知道

如果環境溫度過高反而容易中暑，讓體內溫度上升、水分消失更快，眼睛也更容易乾澀，因此，也沒有必要完全不吹冷氣。但因冷氣空調會帶走含空氣內的水氣，使空氣太乾讓眼睛乾澀，因此需留意冷氣房內的濕度變化。這時可以多喝水、使用加濕器，甚至是拿一杯水放在室內，讓水蒸氣散發出來避免眼睛缺水。

還有，眼睛也需要防曬。夏天請記得戴太陽眼鏡、帽子及撐傘，避免眼睛接受太多紫外線傷害。

夏日飲食要選擇，散熱護水是功課

夏天補充水分非常重要，如果體內水分不足身體無法散熱會讓體內的熱累積更多，容易使眼睛乾澀甚至出血。但補充時要避免一次喝大量或是一大杯，小口小口、少量多餐的飲用，才能讓身體吸收，好比幫盆栽澆水一樣，一下子澆太多水，土壤反而不容易吸收。

飲食部分則可以吃像西瓜、水梨、甘蔗、竹筍、冷盤、沙拉等涼拌或是少量的冷飲來幫身體散熱，並使身體有清涼的感覺。特別提醒，吃西瓜與其他瓜果類時，只要吃果肉的部分即可。西瓜靠近果皮的白肉是一種中藥，一般來講是火氣比較旺的人使用，如果每天吃，容易造成腸胃負擔。

此外，市場上隨處可看到的仙草、愛玉、綠豆湯、青草茶、涼茶、苦茶也是適量就好，千萬不要喝太多。以免過度食用使腸胃受不了，容易造成腹脹、腹瀉，甚至使飛蚊症、目油增加，進一步影響心臟功能，使眼睛更加模糊。

秋天 氣候乾燥，保水護心更重要

　　眼睛需要充足的水分供應及血液循環通暢，才能讓眼睛的組織與感光細胞正常運作；但在氣候乾燥的秋天，許多患者都會覺得眼睛乾澀、看不清晰，或是覺得眼睛癢、眼眵變多。

日夜溫差漸加大，不慎著涼眼遭殃

　　秋季陽氣開始向體內收斂，毛孔因白天的高溫而張開，夜間又因寒冷而緊縮，因此容易讓身體、肌肉與眼睛緊繃，有些眼壓高的患者在這種狀況下眼壓也會上升。

　　所以，早晚記得添加衣物，除可防溫差過大感冒外，也可避免眼睛緊繃。

寒冷乾燥身緊繃，留意保水並防風

　　除溫差變大外，秋天氣候乾燥人體水分不足易使散熱功能變差、筋骨緊繃、咳嗽、眼睛乾澀、視物模糊等。此外，秋天也是台灣空污較為嚴重的時期，如果飲水不足或是眼睛防風沒做好，就有可能使眼睛發炎、乾澀。

　　秋天的飲水量需要更高，一般來說人體正常的飲水量為每公斤 30cc，不包含飲料、湯品、茶與咖啡，如果流汗多或是天氣乾

燥就需要更多。一般建議秋天需飲用到平時的 1.2 ～ 1.5 倍，但要少量多飲，不要一次大口喝完，以免身體無法吸收。

能量不足心氣虛，避免生冷最急需

到了秋季尾聲，溫度下降更快更明顯，身體的氣血運送更易不順暢。一般來說，心臟與腸胃功能不佳者對於溫度的變化反應較慢，也易因空氣較乾燥、較差而長疹子、發癢、眼睛紅、腫脹。

這時應避免吃生冷的食物如西瓜、冷飲、生食、青草茶等，以免加重心臟負擔、傷到腸胃。建議可以食用一些滋潤的食物，如堅果、栗子、山藥、蓮藕、木耳等；待天氣再冷一些，可以在晚上飲用一小杯桂圓紅棗茶，加強心臟的推動能力與腸胃的消化；但如果眼睛紅腫明顯、有熱症的情況就不宜飲用。

烤炸的食物不建議吃太多，如果一下子把能量注太多到身體，反而容易上火使身體發炎並讓身體疲累。

此外，也要避免情緒過度波動，避免熬夜，才能使氣血輸布順暢，減少外來病邪入侵。

平時可食用堅果、晚上則飲用一杯桂圓紅棗茶，可補氣虛。

冬天 寒冷，留意眼睛爆血管

進入了冬天後人體的陽氣開始進入體內休養，這時很多人都會想進補強身，但這幾年氣候變遷越來越明顯，不能完全依照節氣的變換來吃補。冬天保養眼睛也是很重要的，許多患者會在冬天出現眼底出血、眼壓升高、看不清楚等狀況，有什麼需要留意的嗎？

陽氣推動力不足，疲勞身倦又模糊

冬天因為天氣變冷，身體的血管也相對收縮，氣血推動變差，不容易將水分與氣血送到頭面部與皮膚，因此容易覺得皮膚乾、眼睛乾，再怎麼喝水也不解渴，點人工淚液也覺得眼睛乾澀。

也因為氣血不易送到頭面部，讓人就像省電模式一樣昏昏沉沉想睡覺，眼睛也因為氣血不足而使視覺功能變差。所以，在冬天適度增加人體陽氣的推動就相對重要。

天冷血管急收縮，出血阻塞不能拖

患有高血壓、高血脂等慢性病者在冬天更應留意溫度變化。特別是在進出室內、室外這種溫差過大的環境下，更要留心血管因突然劇烈收縮，造成血壓突然升高導致的血管破裂。

冬天的養生原則是，等待太陽升起再起床，如同《黃帝內經‧素問‧四氣調神大論》提到的「冬三月，此謂閉藏，水冰地坼，無擾乎陽，早臥晚起，必待日光。」清晨太陽還沒出來時溫度太低，是中風等心血管疾病的誘發因素。

此外，特別提醒，不只是腦部會中風出血或梗塞，眼睛也會中風、出血與梗塞。如果眼睛出血或阻塞了千萬不能拖，應盡快至眼科詳細檢查，緊急接受治療，避免影響的範圍擴大進而讓視網膜損傷加重，造成永久性失明。

冬令進補分階段，事半功倍更完善

立冬之後不就應該要吃補嗎？但這幾年的暖冬反而不適合太早吃補，大補特補反而會吃到上火；吃太補也易導致眼睛發炎、出血、乾澀，不得不小心。

暖冬選擇食補時，建議可以多選用一些補氣陰與疏通氣血的食材或藥材，例如麥門冬、白木耳、百合、蓮子等；先把人體的脈與陰分補足，做為溫補的前置作業，如此一來到了真正變冷時吃溫補才能事半功倍。

飲食部分建議適度食用一些種子、堅果類等食物，例如：核桃、芝麻、杏仁、腰果等，提供部分脂肪與熱量以溫潤身體。早晚溫度較低時可以飲用一些桂圓紅棗茶，但留意別喝太多。

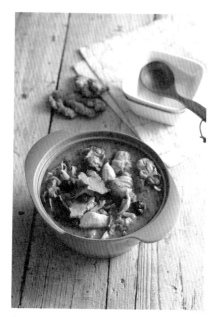
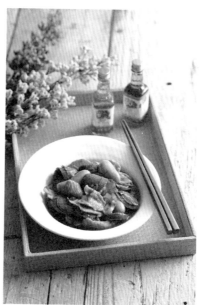

熱補的食物像是燒酒雞、麻油雞等，建議待天氣真的寒冷時再食用。

熱補的食物則別太早食用，無論是羊肉爐、薑母鴨、燒酒雞、麻油雞等，建議待過了冬至天氣真的寒冷時再食用，才會有吃補的感覺。

另外，這時候也是菊花的採收季，如果眼睛出現氣血不順、用眼過度、眼睛乾澀的狀況，可以喝一些枸杞菊花茶會有不錯的效果。一般建議量 18 顆枸杞子搭配 6 朵菊花沖泡飲用即可。

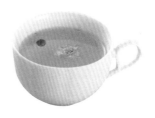

用眼過度、眼睛乾澀的狀況，可以喝一些枸杞菊花茶。

　　適度運動可以促進氣血循環，但要留意選擇時段，盡量不要在清晨或深夜於戶外運動，避免溫度過低造成身體損傷，也要避免過度劇烈運動，以免陽氣耗散過度反而更虛弱。

　　冬季保養主要在保暖，除了身體外，頸部也需要加強防護，可以適時使用圍巾，既可以避免寒氣入侵，也能避免頸部受到寒氣緊縮之後讓頭面部、眼睛缺少氣血供應而乾澀、視力模糊。

CHAPTER 5

視力保健迷思 Q&A：
不良生活習慣，傷害眼睛？

許多人對於視力保健有非常多的疑問，門診時也常常有患者詢問一些較難回覆的問題。這一章節匯整了臨床上患者常問到的問題，也許這些從沒想過的疑惑反而是改善眼睛健康的關鍵。

臨床的案例千變萬化，沒有一個固定的套路可參考，但正確的用眼習慣與觀念卻是一輩子的事。我常常跟患者說，治療是暫時的，最終目的仍然是不用藥物與其他治療方式，從日常生活中調養自身，以達到人體自我修復的目標。

生活習慣

迷思 1　看手機 4 ～ 5 小時後再一次休息夠，可以嗎？

解答：長時間用眼過度的傷害反而更大，建議頻繁中斷休息。

　　長時間用眼會讓眼睛疲勞，甚至耗傷肝血。中醫的典籍《黃帝內經·素問·宣明五氣》裡面有提到：「久視傷血，久臥傷氣，久坐傷肉，久立傷骨，久行傷筋，是謂五勞所傷。」

　　在中醫來說，血主管著全身的營養來源，食物吃到腸胃裡之後，經由消化吸收產生水穀精微物質，經由肝向上送到心肺，結合心陽的溫煦產生血液。肝氣的疏通正常，加上肝血滋養，才能提供視覺正常的功能。如果用眼時間過久，反而會傷心、肝，更會耗傷血液。

　　長期耗傷肝血，除了眼睛外，更可能影響睡眠、頭髮、皮膚的健康及滋養。比較好的方式是用眼 25 分鐘後，休息 5 分鐘，讓眼睛有頻繁的休息時間回復滋潤。

迷思 2　畫眉毛、上眼妝會不會影響眼睛健康？

解答：眼妝可能是眼睛生病的元兇！眼睛不舒服請減少化妝頻率。

　　如果長時間卸妝不完全或是長時間眼帶妝，可能會因為化妝品殘留在皮膚上形成色素沉澱，或是阻塞淚腺、瞼板腺，使淚水分泌受到影響，造成乾眼症或淚水分泌不均。

　　眼妝的過敏原非常多，包括防腐劑、抗氧化劑、樹脂、潤膚劑、香料、鎳，甚至是卸妝液裡的表性活性劑等。部分來路不明的產品還有可能含有鎘等重金屬，可能破壞細胞產生局部黏膜損傷。

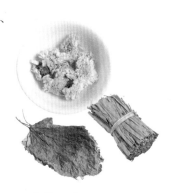

桑葉、菊花、淡竹葉等屬辛涼解表藥。

　　黏膜與皮膚是人體的第一道防線，一般可使用辛涼解表藥，例如桑葉、菊花、淡竹葉等，或是疏散風熱的方式，如果紅腫狀況太過嚴重時，可以考慮使用少量的苦寒藥，例如夏枯草、龍膽草等。

　　如果症狀反覆發生且影響黏膜正常分泌功能，例如：在結膜上看到許多小顆粒小水泡，或是淚水變黏變多、眼睛的血絲突起等，就要從血管淋巴系統來思考。中醫對於這類的問題可以歸類到「少陽」病位，也就是不在皮膚的表層，也不是到肌肉骨骼臟腑的裡層，而是「半表半裡」的部分。

　　針對化妝品殘留或是阻塞的問題，可以在全身辨證的前提之下，加入化瘀、祛痰、排膿的藥物或方劑，例如皂角刺、貝母、牡蠣等。另外，中醫認為「寒主收引」，所以使用藥物時可以考

慮酌加一些溫通的藥物，例如桂枝、薤白、蔥白等。

　　還需注意，剛生產出來的眼妝產品大多經過檢驗、滅菌處理，但開封使用後，反覆接觸空氣與皮膚，導致受污染的機率大幅上升。所以，不管是化妝品或是刷具都是要正確使用、定期清潔，並在乾淨的環境化妝；也不要將刷具在臉上重覆使用，像是拿同一支筆畫眼線與唇妝。如果需要使用眼藥水或是人工淚液，請在上妝前 15 ～ 30 分鐘使用。

　　此外，卸妝也是很重要的環節，眼瞼是很脆弱的，請好好對待自己的眼睛。如果有戴隱形眼鏡，請在卸妝前就拿掉，避免卸妝時不小心沾染到隱形眼鏡造成不適。

迷思 3　晚睡、上夜班或熬夜對眼睛會不會有影響呢？

解答：睡眠不足、日夜巔倒也會產生眼病。

　　長時間晚睡、熬夜、日夜巔倒都有可能讓人體耗傷氣血，時間久了之後易產生代償性相火，加速陰血損傷。然而人體又需要足夠的氣血精氣來供應眼睛的視覺功能，長久下來就可能產生功能異常，使眼睛會出現痠澀疲勞，看東西的亮度變差等，如果持續更久，就可能傷及陰血導致組織退化。

　　下圖右是正常人的眼底影像。正常人在沒有近視的情況下，眼網膜是非常清澈的淡粉紅色，視神經沒有明顯的壓迫或變形，血管也沒有太大的異狀。圖左則是長期熬夜的眼底，視網膜顏色較正常的淡許多，比較沒有血色，而且視網膜也出現許多蜘蛛絲狀的紋路，就好比懷孕出現的妊娠紋一樣；一般來說是高度近視導致視網膜變薄的現象，可能是因為長時間晚睡讓視網膜的供血量與營養不足，產生退化變薄的狀態。

　　您是否也是長時間晚睡呢？如果可以，調整回正常的作息，可以避免眼底養分變差導致的視網膜與視神經功能變差哦！

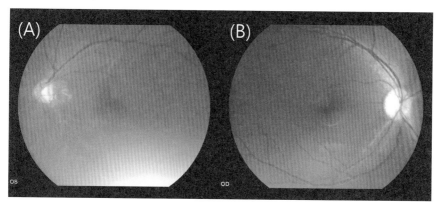

（A）長期熬夜與（B）正常眼底眼底攝影。

迷思 4　為什麼每次房事之後就看不清楚呢？

解答：**魚水之歡要節制，腎精虛損提早老化。**

臨床上常遇到幾個情況：年輕人沒有節制打手槍自慰，中年人身體差了還堅持每天做，或是老年人眼睛已經退化很嚴重還要求要維持男性雄風，這些狀況都是在耗傷精血。

《黃帝內·靈樞·大惑論》：「目者，五藏六府之精也。」《黃帝內·素問·脈要精微論》：「夫精明者，所以視萬物，別白黑，審短長。以長為短，以白為黑，如是則精衰矣。」眼能視物，主賴於充足的精氣濡養。而腎主藏精，生之本也，腎精虧虛則視物不明。

腎精是先天父母所給的，是推動與化生全身臟腑的原動力，也是所有氣血津液的生化之源，同樣也是生殖之精的主要來源。出生之後就開始消耗，如果消耗過度就可能讓腎精虧虛。

腎精是生命的預備金，最重要的資產。腎精充足則身強體壯，腎精虛則百病纏身，腎虛不只是男性的專利，男性可能出現陽痿、早泄、不育，女性則可能出現性冷感、頻尿、掉髮、早衰、不孕。在這個情況下，身體已經啟動最後的自我保護措施，就沒有足夠的精氣可以送到眼睛來看東西了。所以，眼睛已經在明顯的退化與萎縮時，需好好保護腎精。

迷思 5 開始減肥後感覺視力變差，眼睛和飲食有關係嗎？

解答：三餐不定時、刻意節食，小心眼病找上門。

眼睛不會自己製造養分，需從食物消化吸收而來。如果吃得少、不均衡，或是飲食不節制，長期讓消化吸收產生障礙，都可能讓眼睛得不到足夠的養分，讓視覺功能變差、眼睛的修復能力變弱；或是氣血不足，無法支撐內臟的正常位置，當內臟往下掉，拉扯到心臟、肩部、頸部、頭部及眼睛，就會讓眼睛受到內在的拉力而壓迫眼底。

現代人工作較繁忙，常常三餐不定時，或是吃太多不易消化的食物，讓腸胃功能變差。再加上疲勞、高度壓力，讓消化功能出了狀況，無法提供身體足夠的營養，氣血大量消耗。

此外，長時間嗜慾逸樂、飲酒尋歡，也會讓腸胃功能無法承受變得虛弱，或是無法達到原本的正常機能而產生疾病。

治療時會從腸胃功能著手，讓腸胃重新啟動，平時也應避免大吃大喝，改善飲食習慣，例如先從少量多餐開始，再恢復三餐定時定量。以中醫來說，眼病的發生原因多需要綜合評估，如與生活習慣、工作、飲食等一起判斷，也需要個人化的治療方案。

迷思 6　聽說常喝冷飲會影響眼睛健康，是真的嗎？

解答：長時間飲冷，體內水濕痰飲大量屯積，寒濕體質的民眾需要節制。

　　長時間喝冷飲會讓腸胃道血液循環變差，身體對食物與飲料的消化吸收功能受到影響，產生中醫所謂的「水濕痰飲」，也就是身體內的代謝廢物。像是經常覺得昏昏沉沉的，稍微動一陣子才改善；食欲時好時壞，容易覺得肚子脹，排便幾乎沒有成形或解不乾淨，這些都是水濕停滯的情況。

　　冰品不是現代人的專利，早在夏朝就開始出現用冰的記載，後代也有不少飲冷過度所造成疾病的醫案。冰與藥物一樣，都有可能影響身體的氣血陰陽變化，現代人因生活富裕，物質生活不至於缺乏，如果喜愛冷飲讓脾胃消化功能變差，再經由經絡脈道影響到眼睛，就可能產生出眼病。

　　除了冷飲、冰品之外，生冷的食物如生菜沙拉、螃蟹、蝦、瓜類（如西瓜、苦瓜、冬瓜等，除南瓜、木瓜外大多是寒性），眼病患者也不適合吃太多。

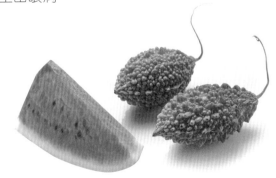

西瓜、苦瓜、冬瓜等瓜類屬寒性，眼病患者不宜吃太多。

若是長期喝冷飲的人，可以先選擇去冰再慢慢開始減量到盡量不喝，也許就能改善原本困擾很久的眼病。但如果已經出現大量的飛蚊，或持續增加、無法改善，單純的飲食改變已經緩不濟急，建議至眼科詳細檢查。

南瓜、木瓜屬中性。

迷思 7 聽說大蒜對身體很好，為什麼會傷眼睛？

解答：辛香料都不適合，吃多反而容易耗氣傷血，更可能傷眼。

許多辛辣的食物都會傷眼睛，早在《本草綱目》就已經記載，臨床上也常常看見吃了辛香料、辛辣的食物之後眼睛就受傷或看不清楚的情況。

《本草綱目·五辛菜》：「蔥、蒜、韭、蓼、蒿、芥辛嫩之菜⋯⋯熱病後食，多損目。」

《本草綱目·大蒜》：「久食傷肝損眼。⋯⋯蓋不知其辛能散氣，熱能助火，傷肺損目，昏神伐性之害，荏苒受之而不悟也。」

《本草綱目·胡蔥》：「亦是薰物。久食，傷神損性，令人多忘，損目明，絕血脈，發痼疾。」

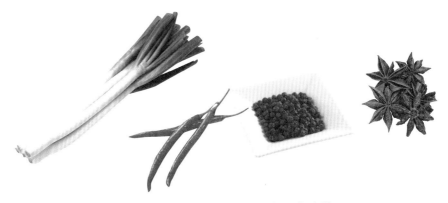

眼病患者應盡量避免食用辛香料。

《本草綱目‧茴香》：「大茴香性熱，多食傷目發瘡，食料不宜過用。」

　　《本草綱目‧芥》：「芥性辛熱而散，……辛散太盛，耗人真元，肝木受病，昏人眼目，發人瘡痔。」

　　不只是大蒜，還包括了蔥、韭菜、大茴香（八角茴香）、芥菜，也包括辣椒、洋蔥、芥茉、山葵、胡椒、花椒等。

　　許多患者吃到辛香料後，常常會說眼睛變更乾澀、脹痛、看不清楚，甚至是眼壓上升、飛蚊增加、眼睛出血等狀況。所以，眼病患者應盡量避免食用辛香料。

迷思 8 眼睛都不好了，和抽菸、喝酒有關係嗎？

解答：抽菸喝酒除了傷身，若影響視網膜血管可能加重眼病。

現代研究發現，香菸裡至少含有 4000 種以上的物質，其中的一氧化氮（NO）是造成血管內皮損傷的主要元凶，這種氧化自由基會造成慢性發炎、血管損傷，甚至增加血球凝集性形成血栓、加速動脈硬化，無論是一手菸、二手菸、三手菸都有機會產生損傷，加以視網膜的微血管又是最末端，更容易受影響。

除了現代醫學外，中醫也認為菸草是熱毒燥邪，抽菸等同於直接將火毒吸入肺裡，肺又為嬌臟，最不耐受燥熱，所以陰血虛、肺熱、中焦濕熱的民眾都不適合，一般人長期抽菸更容易傷身。

至於酒本身是一味中藥，在中醫的發展來說占有重要的角色，甚至是有「醫源於酒」的說法。過度飲酒除了酒精的問題之外，中醫典籍《本草備要》記載了：「少飲則和血行氣，壯神禦寒，遣興消愁，辟邪逐穢，暖水臟，行藥勢。過飲則傷神耗血，損胃爍精，動火生痰，發怒助慾，致生濕熱諸病。」過度飲酒可能會動火生痰，反而助長濕熱。

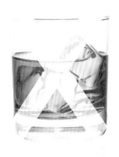

濕熱與痰火對於身體都是代謝產物容易在身體累積，也會影響到血管的狀況，進而損傷眼睛。更有研究指出，喝酒造成黃斑部病變的機率會上升 20%，抽菸更是正常人的 2 ～ 5 倍。所以戒菸、戒酒都是保護眼睛的最重要事情！

迷思 9 生氣時覺得眼睛不舒服，生氣或情緒波動會引起眼病嗎？

解答：無論生氣暴怒或悲傷，情緒壓力都是眼病的原因。

情緒波動會使人體有氣血上的變動，中醫典籍《黃帝內經・素問・舉痛論》：「怒則氣上，喜則氣緩，悲則氣消，恐則氣下，寒則氣收，炅則氣泄，驚則氣亂，勞則氣耗，思則氣結。」就說明了情緒對於身體氣血的變動。

2013 年有一篇研究，針對受試者在不同的情緒時，以色彩來記錄身體各部位的反應是興奮或是低下附上原始論文 QR code 連結，請大家自行掃描參考，實驗結果與中醫所記錄的情緒變化不謀而合，也可以佐證情緒也可能是導致身體疾病的其中一個原因。

論文參考連結 https://www.pnas.org/content/111/2/646/tab-figures-data

　　如果本身是眼底疾病的高危險群（高度近視 >500 度以上、三高、年齡較大、抽菸），一旦情緒突然的波動或是刺激，都有機會讓眼底產生出血、水腫等情況。

　　另外，長時間悲傷、哭泣，就現代醫學來看並不會直接傷到眼睛，但據中醫的觀察，悲哀過度會引起心肺鬱結，使人意志消沉。《黃帝內經・素問・舉痛論》：「悲則心系急，肺布葉舉，而上焦不通，營衛不散，熱氣在中，故氣消矣。」當過度的悲哀，可能會損傷心包絡，導致心氣不得上下交通，陽氣在內蓄積，氣自然消失。《黃帝內經・靈樞・本神篇》也提到「因悲哀動中者，竭絕而失生。」過分悲哀甚至可導致臟氣衰竭而喪失生命。

　　長時間悲傷，容易引起心肺氣虛，使得氣血沒辦法順暢的送到頭面部，除了讓人感覺虛弱外，眼睛與腦部也會缺乏氣血供應使功能降低，長期下來更會讓組織退化甚至萎縮。

　　生氣就是拿別人的過錯來懲罰自己。不論是生氣、暴怒，其他的情緒過度反應都可能讓身體的氣血產生變動進而影響眼睛。所以，眼睛已經產生疾病的患者，盡量要保持心情平穩，不要過度生氣、焦慮或悲傷，這樣對眼疾復原不是好事。

運動

迷思 10 醫生說我的視網膜很薄,不可以搬重物或運動,有那麼嚴重嗎?

解答:**適度運動反而可以幫助眼病修復哦!**

門診常常遇到至眼科檢查後發現視網膜很薄,或是已經出現裂孔或破洞,被醫師告誡不能搬重物或運動,所以就不運動甚至不怎麼走路的患者。但這樣反而讓身體缺少訓練、肌力降低,使心肺功能開始退化造成反效果。

其實,運動本身對眼睛很有幫助。運動可以促進身體氣血循環,而許多眼底疾病例如視網膜病變、黃斑部病變、青光眼等都與血液循環有密切關聯。研究甚至也指出,有氧運動可以幫助降眼壓與保護視神經的作用。

此外,許多人因為運動不足,使得血液循環與血氧供應不足,讓眼球的供血與供氧量不夠,而讓眼睛覺得「乾乾的」或「癢癢的」。如果透過規律運動提升身體適能,就有可能改善長期眼睛乾澀的問題。

迷思 11　既然運動有益眼睛健康，那拼命運動效果會更好嗎？

解答：運動非壞事但要適可而止，傷到眼睛不值得。

　　這幾年，台灣吹起了一股運動風，越來越多人開始了健身房的訓練課程，也開始迷上路跑或馬拉松。運動原本是件好事，可以加速身體血液循環、訓練心肺功能，但舉重、鍛鍊肌力等重量訓練及超出身體負擔的鐵人賽等，也有可能損害健康。

　　當我們出力時必須提振身體的氣血，如果平時沒有運動習慣，身體本身就有比較多的代謝廢物、血瘀、痰飲，一下子費太大的氣力讓氣血上衝到頭部；如果隨著血流跑到視網膜微血管，一旦發生阻塞，就跟大腦裡面的血管產生阻塞一樣「中風」了。

　　除了需要大量出力的運動外，像是吹小喇叭、薩克斯風等需要閉氣出力的活動也可能讓眼壓升高。

　　另外，身體的氣血比較虛、平時沒什麼運動習慣或是腎氣不足的人，就容易疲勞、累；如果又做了需消耗大量體力的工作及運動，就會消耗能量與養分使身體虛弱更嚴重。所以跑馬拉松、鐵人賽、攀岩等，這些需要大量體力與精神的運動，不一定適合所有的人哦！

　　眼睛不是生存必要的器官，沒有眼睛人一樣可以活，所以在人體氣血不足的情況下，人體自己會調整血液、養分先回到內臟與重要器官以維持生命。相對來說，眼睛、手腳等器官就變得血流不足，功能也開始減低。

當眼睛已經開始處於慢性退化、損傷時就需要更多的血液與養分提供，如果再進行大量消耗體力的運動及工作，反而會讓眼睛沒辦法得到足夠的氣血供應，退化與損傷的情況只會更嚴重，無助於眼病的復原。

　　人可以好強，但不可以逞強。記得傾聽自己身體的聲音，別在受傷後才悔不當初。

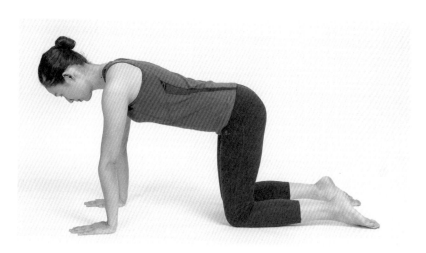

適度、適量運動才能養身。

休閒娛樂

迷思 12 看電視、玩手機會傷眼睛，但用了濾藍光 app 應該就沒有關係了吧？

解答：重點不是藍光的多寡，而是曝露在光線下的時間、強度、距離。

現在 3C 產品越來越多，從智慧型手機、平板電腦開始盛行後，人們近距離盯著螢幕的時間變長了。

近幾年人們對於螢幕發出的藍光有警覺，研究指出，藍光會破壞視網膜的感光細胞，或增加氧化自由基破壞細胞結構。眼睛傷害的程度與光線持續時間、強度、距離密切相關。

從中醫的角度來看，光線持續照射會在眼睛看到局部熱症。雖然沒有證據指出光線對於人體的傷害機制，但可以從發生的疾病與症狀推論，光線是一種外在的能量燒灼，對人體來說是一種火熱外邪。長時間的照射，就如同火熱持續燒灼眼睛，消耗維持視覺所需要的營血，易造成眼睛的退化與病變。

若是用現代科學的角度來看，光線是一種電磁波具有能量，且與光線照射的距離平方呈反比，用眼的距離越遠，光線的強度也越小。另外，長時間的姿勢不良，也會影響到身體氣血通暢，耽誤眼睛的修復與廢物排出。

所以，近幾年流行的虛擬實境（VR）也需要小心，畢竟 VR 的螢幕距離眼睛非常近，而且也會在眼前製造出全黑的環境，使

瞳孔處於散瞳狀態，再加上近距離的光線照射，對於視網膜的傷害更要小心。無論是否使用濾藍光 app，更重要的是用眼姿勢與習慣，才能根本預防傷害。

迷思 13 聽說高度近視不能玩雲霄飛車，但這樣很掃興，少玩幾次可以嗎？

解答：高速遊樂設施與急停急煞的各種活動都要小心。

高度近視、眼睛曾動過手術及雷射手術的人視網膜比一般人還要薄，如果遇上高速離心力或加速急停的遊樂設施如雲霄飛車、自由落體等，可能會讓身體的經脈變得緊繃，若是產生拉扯會連帶影響到視網膜，使得視網膜產生拉扯而造成視網膜剝離。

除了急停急煞的遊樂設施，連高空彈跳、跳傘，或是打橄欖球、拳擊等過度激烈的活動也應該小心。上述活動除了會讓視網膜產生拉扯之外，也有可能讓心血管系統承受較大的壓力，若是血管比較脆弱，可能造成微血管破裂、結膜下出血，或是視網膜、玻璃體出血等。

這種狀況也可能出現在緊急煞車、身體產生撞擊後，例如車禍時因為車速較快，突然停止時身體會持續往前晃動，頭部就可能像鞭子一樣甩動，讓頸部與頭部的經脈拉扯，也會產生眼睛的損傷。

臨床上遇到這種案例，都要先解經脈的傷，再依照傷害的程度來止血或修復。

迷思 14 聽說患有青光眼不能看電影，尤其是 3D 電影，為什麼呢？

解答：遠距離用眼對眼睛有幫助，但青光眼患者可能造成眼壓上升，需要盡量避免。

看電影可以放鬆眼睛沒錯，但前提是座位要選擇較後面一些。一般來說，電影院是大螢幕，看電影時眼睛不需要過於用力，相較於看電視、平板電腦及手機，眼球周邊的肌肉自然放鬆，較不會造成眼睛疲勞。

但是，如果是青光眼的患者，因為在黑暗的環境會讓瞳孔散瞳、睫狀肌收縮，可能會讓眼壓上升；加上電影畫面忽暗忽亮，瞳孔就可能在忽大忽小的狀況，易造成眼壓突然上升，可能會出現頭暈、噁心，甚至是眼睛疼痛的情況。

另外，3D 電影通常是兩個光源的投影，對於眼睛來說負擔過大，如果加上 3D 眼鏡的品質較差，雙眼的視力落差較大，眼睛也會無法準確對焦，造成眼睛過度疲勞。

這種狀況與眼睛疲勞的狀況有關，如果眼睛需要長時間去調節視野的光線亮度，在某些患者群（例如白內障、老花眼、虹彩炎、青光眼等）容易造成不適，也可能加重眼睛的症狀。這種時候需要調整身體連接到眼睛周邊的經絡系統，以及眼周的肌肉群。先放鬆眼睛的緊繃，才能解除眼睛疲勞的狀況。

CHAPTER 6

20 個日常生活
眼睛保養 Q&A

從中醫的角度來看，眼睛要保持良好的視力，不僅需要眼睛的結構正常，還需要經絡中來自內臟生成的氣、血、精充足，才能將眼睛所需的養分送達；身體的五臟六腑狀況和經絡的通暢性，以及日常生活飲食習慣心理健康都可能直接或間接導致眼部疾病。

此次增訂特別針對臨床上常見的視力用眼習慣及身心靈部分作闡述，諸如減緩白內障等眼疾惡化的生活習慣、老花眼的眼鏡選擇、坐月子期間的不當用眼習慣或情緒問題等。最後，也提及視力矯正、眼睛手術前後與藥物使用等中醫視力保健相關內容，期待對讀者有所助益。

生活作息 / 飲食

Q：睡眠與眼睛有什麼關係，眼病竟然是晚睡造成？

解答：大家應該都有睡不飽的經驗，沒睡好隔天起床，看東西就會變得模糊不清，睡飽之後眼神變亮，看得也清晰一些。

睡眠對眼睛還有幾個關鍵影響：

1. 肝血不足：人在睡眠時血液回流到肝臟，睡眠能夠讓肝臟充分休息和調養，有助於血液循環和眼睛保健。如果長期睡眠不足或熬夜，就像過度使用的機器一樣，加速耗損並減少使用壽命，人體會出現肝血不足，進一步導致視物模糊、眼睛乾澀和疲勞等症狀。

2. 陰虛火旺：睡覺時人體的氣血會回歸到內臟，也是人體養陰血的時間。長期熬夜或晚睡會消耗人體的陰血，導致營養不足，虛火上炎，眼睛的營養狀況變差，甚至會因虛火導致各種發炎或熱性症狀。

3. 氣血運行障礙：長期晚睡或熬夜容易因陰血虛損使身體緊繃，進一步影響氣血運行，眼睛得不到足夠的氣血支持，視覺功能也會下降。

總結來說，睡覺是身體修復的時間。以中醫的標準，在當地時間晚上 11 點前入睡很重要。臨床上不乏有睡眠不足導致飛蚊症增加、乾眼症加重、眼壓上升、視網膜出血、結膜充血等症狀的患者前來求診。睡眠不僅對眼睛有影響，充足的睡眠對身體的許多症狀也有幫助喔！

Q：身體的緊繃會造成眼睛不舒服嗎？

解答：眼睛的營養與能量來自於內臟的生成與儲存，包括先天父母給予以及後天飲食攝取而來的氣血，都是藉由經絡和脈道輸送到眼睛；眼睛使用後產生的代謝廢物也需要正常的氣血循環才能排出體外。而若身體緊繃，可能會影響氣血輸送到眼睛或代謝物排出的順暢度，進而產生過多的代謝物囤積。

中醫理論認為，氣血是維持身體功能的重要因素，長時間的身體緊繃或不當姿勢會影響氣血循環。包括養分的生成、能量的輸送、代謝物的排除、經絡骨架的拉扯等。外傷也可能改變氣血流動或直接損傷眼部相關結構，因此，保持氣血循環暢通對眼睛保健至關重要。

臨床上也曾出現，跌倒撞到尾骨或扭傷腳踝導致斜視、撞傷肋骨後引發眼壓過高變成青光眼、低頭時間過久導致胸口緊繃而引起乾眼症，甚至下樓梯踩空扭傷腳踝導致視網膜拉扯等病例。雖然這些問題與個人的身體狀況有直接關係，無法一概而論；但透過調整生活方式和姿勢、注意身體的整體健康，仍能有效減少眼睛問題發生。

Q：眼睛的疾病與心理健康有關係嗎？

解答：心理健康是現代人非常重視的問題，身體與心靈會相互影響，心理壓力和情緒狀態都會影響全身健康。

中醫認為，任何情緒若長時間受到壓抑，會在體內積聚並轉

化為「情緒之火」。這些火氣在體內燃燒，不僅可能影響睡眠和精神狀態，還可能引發一系列的實質性發炎反應，如紅疹、結膜炎、充血，甚至眼壓上升和自體免疫性眼疾等問題。

例如：精神緊張會使全身甚至眼周肌肉持續收縮，造成眼睛不適、對焦不易，這在長時間使用電腦或手機時尤其明顯。此外，還會影響自主神經系統，使得淚液分泌量減少，導致乾眼症，眼睛乾澀、刺痛、異物感等。身體緊繃除容易影響血液循環，使眼部供血不足，可能導致視力模糊外，也可能影響眼壓，增加患青光眼的風險。

臨床觀察，如果容易憤怒、生氣，氣血往上衝到頭部，使得頭部悶脹，也會讓眼部緊繃、眼周及眼底蓄積過多熱能，增加發炎、化熱的程度。有些自體免疫性眼病的患者如乾燥症、虹彩炎、白塞氏症、鞏膜炎等症病，也會讓症狀加重。

過度的哭泣、焦慮、煩惱等，也會因為不同的機轉影響到身體的狀況，進一步造成眼部疾病。這些都是因個人的體質條件不同、事件不同而有不一樣的症狀，甚至有些患者會因情緒問題而產生飛蚊症。

現代社會壓力無所不在，深呼吸、冥想和瑜伽可以幫助減輕心理壓力，但更重要的是接受過去不完美的自己，了解自己的情緒與心理狀態，讓自己成為情緒的主人。

Q：度數一直增加，成年人高度近視中醫眼科有什麼方式改善呢？

解答：遺傳因素在高度近視的發展有極重要的角色，部分人即使生活習慣健康，近視度數也可能增加。隨著年齡增長，高度近視者的眼球可能繼續變長，若是長時間近距離用眼，如使用電腦、手機和閱讀，會導致眼睛疲勞、眼內壓上升，加劇近視的程度。

避免長時間近距離用眼是不二法則。臨床上我建議，控制用眼時間與距離，只要是手能碰到的距離都建議，用眼 25 分鐘休息至少 5 分鐘。

睡眠是啟動人體修復能力很重要的關鍵因素，充足的睡眠能幫助眼睛恢復疲勞，也能改善視覺的清晰度，讓眼睛不必過於費力就能看清楚，減少瞇眼睛或揉眼睛的頻率。此外，長時間瞇眼睛也可能讓近視的度數增加。

飲食均衡有助於人體健康，也能改善眼睛的狀況。一般我會建議，攝取深色的蔬果、魚類等，增加富含維生素 A、C 和 E 的食物；也可依照不同體質增加養血的食物，有助眼睛的修復及維持眼睛正常的功能。

定期進行戶外活動和體育鍛煉也有助於減緩近視的進展。對於學齡兒童來說，每週戶外活動超過 8 小時，可以幫助鞏膜變得更強健，避免長時間近距離用眼導致的高度近視。雖然成年人眼球結構已基本定型，但不良的用眼習慣和姿勢仍可能引起持續拉扯眼球，使眼球變長，導致近視度數增加。此外，眼周穴位按摩也能促進眼部血液循環，減少視疲勞，改善眼部的供血量與養分。

特別提醒，對於成年人來說，用眼的習慣與姿勢更為重要。

眼睛放鬆看是非常重的事情，眼睛是一種接受器，接受外界的光線，經由水晶體投射到視網膜上面而產生影像。我們看東西時，常常會不自覺的像雷射光一樣發射出去，這樣的用眼習慣，會耗損掉非常大量的眼力，導致成年人高度近視。

中醫認為，眼睛看東西需要由心神發起，引動肝血、腎水、元氣上注到眼睛才能看到。現代人大多習慣「費眼力」用眼，心神耗散非常大，這在用 3C 產品越久的人越明顯。中醫說的「心神」，即中文提及耗心力會很「費神」的神，如果能正確用眼，視覺感受會瞬間提升，也能緩解眼睛退化的速度，緩解近視度數持續增加。

正確的坐姿為，輕閉眼，肩頸頭胸放鬆，坐好，身沉。收好下巴，輕鬆將影像看進來，這視覺清晰度、亮度都會提升。從眼科的角度來說，這種自主強迫放鬆可以鬆到睫狀肌，讓過度的緊繃緩解，稍改善視力。

據臨床觀察，高度近視的患者大多是肝腎陰虛加上氣血瘀滯為主，大部分的患者是因為身體的緊繃而使眼球持續拉扯，導致眼球過長近視度數加深。另一部分患者則是因耗費心力過度，使得心神無法集中，在疲勞及倦怠的情況下持續用眼，加重心神耗損而讓視覺功能下降。若持續耗用眼力，可能讓眼球產生持續張力，使眼球拉長導致近視度數加深。比較少的部分是因為脾胃功能虛弱而導致近坐姿不正，甚至喜歡彎腰駝背，使得近距離用眼的時間加長。

當然，每個人高度近視的原因都不一樣，不同的原因都需要配合不同的處方治療，服藥以及針灸、按摩都只是輔助，最重要的還是用眼習慣。臨床治療的模式就需要依賴中醫眼科醫師的診斷與治療。

Q ：生產後與月經來會造成眼睛症狀？眼症是月子沒做好造成的？

解答：女性在月經期間血液流失，會加重氣血虧虛的情況使眼睛不適。有些女性在月經期間會發現，看到的影像會比正常時還要淡一些（即飽和度下降）。主要是視網膜上的感光細胞需要足夠的氣血供應使得形成影像，但經期間的血液流失會間接影響感光細胞的供血量，使得影像顏色變淡。

生產過程中失血較多，導致女性氣血虧虛甚至陰血大量流失。在氣血虧虛與陰血不足的情況下，身體的疾病較容易加重，例如：在分娩過後坐月子期間大量使用眼力，可能導致近視度數加深。此外，眼睛也可能更加乾澀疲勞，易產生其他眼睛相關病變，如飛蚊症增加、眼壓上升、視網膜及黃斑部的裂孔、水腫、新生血管，甚至視網膜出血、玻璃體出血等。

分娩期間產生的損傷也會讓氣血運行不暢，容易出現氣滯血瘀；同時，還可能月子期間照顧嬰兒及哺乳導至睡眠不足、身體養分耗損過度。部分新手媽媽可能因其他家人下指導棋產生心理壓力，或因為擔心新生兒健康狀況，也是可能有產後憂鬱讓身心壓力加重，導致其他眼病發生。

坐月子期間，許多長輩對於產婦的飲食矯枉過正，認為需要大量補氣血或是吃許多麻油、雞酒等相關食品。如果沒有考慮原本產婦的體質狀況以及產後大量耗損陰血的情形，使用過量溫補讓陰血耗損加重，產生代償性的虛火，都可能會加重發炎的情況。有部分產婦因為產後吃了大量的溫補以及藥膳而產生針眼或是霰粒腫，也有可能加重自體免疫性眼病，如虹彩炎、鞏膜炎的情形。

生產過後氣血不足，也有可能讓免疫力下降更容易受到外來

的病菌侵襲，例如：感冒、腸胃炎、或是其它病毒、細菌、微生物感染等，有部分發炎性的眼病，可能就是因為這個時期的免疫力下降而誘發出來的。

在月經結束以及生產後，建議可依照體質而補充食用相關的食品，以幫助快速恢復。此外，宜適當的休息保證充足的睡眠，避免過度勞累及適當的心理調適，讓心情舒暢。更重要的是，如果有眼睛相關疾病以及高度近視的朋友們，需要定期進行眼科檢查，及早發現及治療眼部問題。

Q：眼睛疲勞痠澀，是否能暫時改善呢？

解答：疲勞痠澀時就代表眼睛已經需要足夠的休息，這也正是產生眼睛疾病的前期癥狀，所以如果眼睛開始痠澀時，請重新檢視自己的生活習慣。此外，也可用以下的方式減緩疲勞痠澀感，保持眼睛的健康與舒適。

1. 閉眼休息：閉上眼睛休息幾分鐘，讓眼睛放鬆，減少視覺刺激。

2. 熱敷眼部：用溫熱的毛巾敷在眼睛上面約 5 到 10 分鐘，或使用雙手搓熱蓋在眼睛（搓手熨目法），有助於促進眼睛的血液循環，緩解酸澀感。如果有比較充足的時間可以使用熱敷眼罩進行熱敷，但要注意，溫度宜抓攝氏 42 度左右，若 45 度以上，容易讓眼睛表面的水分流失更多或導致結膜角膜的損傷。

3. 調整工作環境：確保工作環境有適當的光線，避免過亮或

是過暗的照明；也應盡量避免讓光線直接照射，減少對眼睛的負擔。

4. 減少使用 3C 產品：檢視電腦螢幕的亮度，讓環境的光線匹配，減少眼睛的疲勞；若是較舊的 3C 產品，可能要檢視螢幕是否出現閃屏、閃爍的問題。使用 3C 產品如手機、平板、電腦時，若容易產生乾澀和疲勞的狀況，可能是螢幕藍光、閃爍的關係；如果真的無法避免需長時間使用，則可考慮使用不自體發光的電子閱讀器、E Ink 相關產品，可減少眼睛疲勞。

5. 均衡飲食以及適量的飲水：多攝取含有維生素 A、C、E 與 Omega-3 脂肪酸的食物，如胡蘿蔔、菠菜、藍莓、魚等，有助於維持眼睛健康。保持身體充足的水分也很重要，畢竟人體有 70% 左右是水分，眼睛的水分也是從身體送上來的。此外，還建議成年人每天能夠攝取 1 公斤體重 30cc 的白開水，以保持眼睛滋潤，減少乾澀感。

6. 充足睡眠、規律作息：睡眠與休息有助於眼睛的自我修復。如果眼睛真的感覺很疲勞，進行短暫的休息可幫助眼睛恢復活力。

7. 眼部保健操與按摩：眼睛周邊的按摩以及定期的眼睛保健操，有助於緩解眼睛的疲勞，增強眼部肌肉的耐力。

Q：眼睛要怎麼防曬？不曬太陽就不會對眼睛造成傷害嗎？

解答：眼睛的防曬和保護至關重要，因為紫外線的直接照射可能會成嚴重損害，如白內障、黃斑病變、翼狀胬肉等眼疾。雖

然過度暴露在紫外線下對眼睛有害，但完全避開陽光也可能對眼睛健康不利。那麼，應該如何保護眼睛呢？

首先，選擇能夠 100％阻擋 UVA 和 UVB 的太陽眼鏡，是防止紫外線直接傷害眼睛的最佳方式。寬邊框或包覆性強的太陽眼鏡能提供更全面的防護。陽光強烈的時候，也可佩戴寬邊帽減少陽光直接照射眼睛，提供額外的保護。

平時盡量避免在上午 10 點至下午 4 點紫外線最強的時段，長時間暴露在陽光下；進行戶外活動，尤其是在水上運動或滑雪等高反射環境時，宜佩戴防曬面罩或護目鏡，以保護眼睛免受紫外線傷害。

然而，研究也顯示，戶外活動和日照有助於降低兒童和青少年近視的風險並減少近視加深的可能性。此外，適度日照可促進維生素 D 生成，有助身心靈健康及視力保健。

Q：辛辣與烤炸的食物會對眼睛有傷害嗎？

解答：辛香料使用過多容易傷到眼睛（請參閱 P199），但是仍然有許多患者喜歡食用而對眼睛健康造成影響。

辛辣食物可能引起身體發熱和出汗會加劇體內水分流失，如果缺乏水分補充，容易導致眼睛乾澀不適，特別是原本眼睛就很乾澀的人。此外，辛辣食物也可能刺激胃腸道，導致消化不良或胃部不適，影響營養吸收及眼睛健康。

在中醫角度，辛辣食物屬於熱性食物，過量食用可能引發體內「上火」，導致眼睛紅腫、乾澀或流淚等不適症狀。中醫本草書籍記載，「辛能散氣，熱能助火，傷肺損目，昏神伐性之害。」但很多患者只看到新聞、網路上的資訊，就認為蒜頭、大蒜、薑黃有益，而忽略這些辛辣的食物不能常常食用。臨床上也有患者服用了太多的辛香料、溫熱的食品後，導致結膜出血、眼壓上升、發炎性眼病等。

烤炸食物以中醫的角度來說，大多屬於「肥甘厚味」的食品，肥能生熱，甘能壅中，肥甘太盛，則會窒礙胃腸影響脾胃消化吸收功能，升降失職，而成嘔吐、泄瀉等症；又可壅滯中焦脾胃，使中焦陽氣無法運化而生濕，濕又生痰化熱，形成濕熱與痰熱的問題；還可能積滯化為濕熱，逆於肉理，如果再遇到外來毒邪，相互蘊釀而生瘡成癰。

此外，烤炸的食物通常含有較高的飽和脂肪和反式脂肪，會增加體內的氧化壓力，可能導致眼睛組織損傷，特別是與老年性黃斑病變和白內障；也容易促進體內慢性炎症反應，可能使血液循環不良，影響眼睛的供血供氧。

總之，適度且均衡的飲食還是很重要的！適度控制並管好口腹之慾，也是保護眼睛健康的重要策略。

Q：喝水不足真的會影響眼睛嗎？飲料或是茶飲能代替水分嗎？

解答：喝水不足確實會影響眼睛的健康，特別是在乾眼症狀或眼睛疲勞的情況下。眼睛的淚液層主要由水分、油脂和黏液組

成，其中水分占了 90% 以上。如果體內水分不足，淚液中的水分層會減少，導致眼睛乾澀、刺痛，甚至可能引發乾眼症，進而加重眼睛疲勞，出現視力模糊的情況。此外，水分不足還會減少淚液的分泌，削弱淚液的沖刷功能，導致細菌或異物在眼表面積聚，增加眼部感染和炎症的風險。

那麼我們每天應該喝多少水呢？一般建議成年人根據體重，每公斤建議飲用 30 至 40 毫升的白開水。至於有腎臟或心血管疾病的人，則應依醫生的建議來調整水分攝取量。

從中醫的角度來看，腸胃功能較虛弱的人可能無法有效吸收和代謝過多的水分，因此需要由中醫師進行評估，確保腸胃功能正常。如果體質虛寒或濕氣過重，飲水量也需要做適當調整，建議每次飲水量不超過 250 毫升，分次小口飲用，以便身體更好地吸收。

此外，大部分的飲品屬於高滲透壓，喝了反而會使細胞失水，導致身體更缺水更口渴。其他如含咖啡因的飲料，具利尿作用，會加速體內水分的流失；含糖飲料和碳酸飲料則可能引發血糖波動，進而影響眼睛健康。至於無糖的草本茶飲，如菊花茶、枸杞茶等，雖然具有一定的保健作用，但不能完全取代純水的補充。白開水仍然是最純淨、最適合補充水分的選擇。

Q：常見的果汁或飲品，如葡萄汁、甘蔗汁、番茄汁、苦瓜湯、仙草茶等，是否具有視力保健的功效呢？

解答：除了飲用開水補充人體的水分之外，有些果汁與飲品也有想不到的妙用，甚至可以輔助保養或加強修復眼睛能力。

‧**葡萄汁**：含花青素，從中醫的角度來看，還可補充肝血不足，可以短暫並快速的改善眼睛乾澀的情形。另外，葡萄汁也有助於改善結膜出血，但葡萄酒並不能改善眼病的狀況，而且酒精有可能產生其他症狀影響眼睛。當然，葡萄汁甜度較高，若是有控糖需求，則不宜大量飲用。

‧**甘蔗汁**：有些患者因為氣血不足或是血糖過低，導致看東西無法對焦、視力模糊，適量飲用可以改善這種情形。

‧**番茄汁**：含大量番茄紅素以及維生素 A、B、C、E 可抑制氧化自由基，改善眼睛的視覺功能；但番茄紅素是脂溶性，需經烹煮才能釋放出來。

‧**烏梅汁**：臨床上，有患者因大量流汗或是吃了太辛辣熱性的食物導致發炎性眼病，可藉由飲用烏梅汁來改善。

‧**蘆筍汁**：蘆筍汁含維生素 A、C 與、β - 胡蘿蔔素，能維持上皮黏膜細胞的完整、抗氧化，也有助修復結膜損傷；但腎臟病、尿酸過高、甲狀腺疾病者則要小心避免飲用，以免疾病惡化。

‧**綠豆湯**：除清熱解暑外，還具有保護脾胃的功用，可緩解口舌生瘡、喉嚨腫痛的症狀。綠豆的清熱解毒、消暑作用可以用在熱性眼病及紅腫生瘡上；但因富含鉀離子，腎臟病的患者要小

心食用。另外，體質虛寒、頻尿、消化較差容易腹瀉的人則要少吃。

· **苦瓜湯**：苦瓜是一種清熱的食物，性質苦寒，能消暑、清肝明目，對於結膜炎的患者會有幫助。研究發現，苦瓜胜肽過量也可能造成身體不適，也可以促進新陳代謝，調節生理機能。雖然苦瓜胜肽是由苦瓜萃取而來，但很難由吃苦瓜達到攝取量，且苦瓜性質太冷，虛寒及容易腹瀉者也要少吃。

· **仙草茶**：具有降火氣、解熱、清血等功用，是夏日常見的消暑飲品。若屬於熱性疾病、肝火的問題如部分虹彩炎、急性青光眼、針眼等疾病的患者可考慮適量飲用；但因性質寒涼，可能會影響腸胃功能，有些患者因為喝了太多而腹痛、腹瀉、腰痠，這時就需要找醫師治療。

· **桂圓紅棗茶**：是冬天常見的飲品，紅棗性味甘溫，補脾胃、潤心肺。桂圓即龍眼肉，性味甘溫，補心脾、益智。主要是補營血不足所導致的心悸、失眠、健忘，如果是體質較虛弱、瘦弱，或是大量耗損心力出現視物不易對焦、視物昏花的患者，具有改善症狀的功效。但因桂圓紅棗本身性質太過燥熱，容易口乾舌燥、長痘痘、便秘的者就不適合飲用喔！

雖然許多食物與飲品都有其特殊效果，但因為每個人的體質不一樣，建議仍然需由中醫師詳細評估，依照體質狀況與疾病選擇食用，以免產生併發症或加重疾病。

視力矯正，眼睛手術前後與藥物使用

Q：近視雷射手術與老花雷射手術可以做嗎？有什麼需要留意的事呢？

解答：目前無論是近視手術還是老花手術，都是在角膜上進行切割，通過改變角膜製造透鏡來改善眼睛的屈光問題；但手術並不會改變眼球的長度，因此，近視導致的視網膜變形和損傷不會因為雷射手術而有所改善。此外，這類手術對角膜的厚度有一定要求，且角膜狀況及乾澀程度都會影響術後恢復效果。

雖然如今的雷射手術技術已有顯著進步，但手術仍然是直接在眼睛上使用雷射燒灼，可能使眼睛乾澀的問題雪上加霜。因此，如果有乾眼症，建議在乾眼症得到改善之前暫緩進行雷射手術。

根據我自身的雷射近視手術經驗及臨床觀察，雷射手術確實會增加眼睛乾澀問題，並可能導致局部損傷。在手術過程中，無論是取出角膜透鏡還是進行雷射切割，眼球的固定吸附會對眼部經絡及連接胸口的心脈造成損傷。另外，雷射光線的燒灼作用也可能影響心神，而心神的損傷往往需要較長時間才能恢復，且並非都能透過中醫有效治療或改善。

術後除了眼睛乾澀外，多數患者還會覺得視覺立體感減弱，視覺看起來「不真實」；有些人可能覺得視覺變得過亮，或是視力出現波動，時而清晰時而模糊，上述問題則可以通過中醫的治療來改善。

對於某些因體質問題而在手術後出現角膜增生組織，導致矯

正效果不佳的患者，中醫治療也可以幫助減少角膜增生。此外，有些患者因手術後導致嚴重乾眼症，中醫治療雖可改善症狀，但不保證能完全恢復。

是否進行近視或老花雷射手術，取決於個人的選擇。我建議在手術前，務必詳細評估自己的眼睛狀況，進行全面檢查，並配合中醫眼科的評估，先改善眼睛乾澀、眼周緊繃等問題。同時調整好體質，提升身體的氣血修復功能。在手術後，也應尋求有經驗的中醫眼科醫師進行全面評估與診治。

Q：有老花眼適合配多焦眼鏡嗎？

解答：無論手術皆需留意。目前市面上的多焦鏡片分為常見的兩種雙焦點鏡片和漸進多焦鏡片，這兩種鏡片的功能以及適合的族群不太一樣。

雙焦點鏡片主要分為二個區域，上部用於看遠，下部用於看近。通常是需要日常生活中頻繁切換遠近視距的人比較適合，例如：需要同時駕車與閱讀的人，但鏡片中間的明顯分界，可能會讓部分人感到不適。

漸進多焦鏡片沒有明顯的分界，從上到下的度數逐漸變化。但因為焦點是漸漸的由遠到近，所以適應期間可能會比較長，優點是他人不容易發現自己佩戴老花眼鏡。

臨床上的觀察，眼睛調整焦距的功能，主要是由於心神狀況所主導，所以在長時間睡眠不足、長時間好用腦力、心神狀況不

佳、容易恍神、常常覺得昏昏沉沉的人則不太適合使用多焦鏡片，以免使用之後的頭暈目眩而無法改善。

同樣的道理，人工水晶體與植入性微型晶片也需要考量，多焦鏡片並不適用所有人。如果同時有看遠及看近需求，建議近距離還是使用老花眼鏡較為舒適。

Q：人工水晶體與植入式微型鏡片應該怎麼選擇？

解答：正常的生理性白內障是因水晶體隨著年齡增長逐漸變黃、變得混濁，當視力受到影響，無法清晰地看見物體時，可能需要考慮進行手術治療，並植入人工水晶體。然而，白內障手術通常不會同時更換兩隻眼睛的水晶體，因此在選擇人工水晶體時，必須考慮兩隻眼睛的不同狀況。

對於年長的患者，我建議不要選擇完全透明的人工水晶體。因為隨著年齡增長，水晶體自然會逐漸變黃，如果一隻眼睛更換為全透明的人工水晶體，可能會導致視線變得過於明亮和刺眼，這是因為兩隻眼睛之間的水晶體透光度和顏色差異造成的。

在考慮矯正度數時，需要注意矯正後兩隻眼睛之間的視差。臨床觀察發現，如果矯正後的度數差異超過 200 度，容易引發暈眩。例如：某人在白內障發生前，右眼近視 700 度，左眼近視 500 度。如果白內障已經成熟，需要更換水晶體，我會建議將度數調整至殘餘約 300 度左右。這樣右眼度數為 300 度，左眼仍為 500 度，比較不會因視差過大而引起暈眩。

　　當左眼也需要進行白內障手術更換水晶體時，可以考慮將矯正後的度數調整至約 100 度，如此兩隻眼睛的度數將分別為 300 度和 100 度。如果需要配戴眼鏡，這樣的度數設置也能減輕眼鏡的重量。當然，臨床上還需要根據具體情況進行詳細評估和矯正。

　　人工水晶體和植入式微型鏡片都是用來替代天然水晶體的醫療材料，但由於人工材料缺乏天然水晶體的彈性，而且人工水晶體一般不會固定到睫狀肌上面，所以即使能夠矯正視力，也沒辦法像正常的水晶體一樣可以自由的調節焦距。如果因為年紀大而產生老花眼的時候，近距離需要用眼的時候還是建議配戴老花眼鏡。

　　至於人工水晶體與植入式微型鏡片需要選擇哪一家廠牌或特殊功能，這部分就依照各人需求選擇。畢竟手術對身體仍然會有一些損傷，手術後還是建議找專業合格的中醫眼科醫師進行評估。

Q：眼內注射或雷射治療後應該如何照顧眼睛？

　　解答：目前眼內注射的藥物有四類：抗血管內皮生長因子（Anti-VEGF）藥物 Ranibizumab（Lucentis 樂舒晴），Aflibercept（Eylea 采視明），Bevacizumab（Avastin 癌思停）；類固醇藥物 Triamcinolone Acetonide（去炎松），Dexamethasone（Ozurdex 傲迪適）；抗生素與抗病毒藥。這些對眼睛一樣會有一些副作用或其他併發症。

　　比較常見的副作用包括：眼睛刺激、乾澀、眼內炎、玻璃體出血、眼壓上升、角膜上皮受損、暫時性的視力模糊以及白內障

的形成或加重；也有小部分的全身副作用，包括：藥物過敏、血栓、高血壓……等。

抗血管內皮生長因子藥物會在視網膜局部讓微血管與新生血管收縮，造成強大的寒凝；而眼內注射類固醇藥物則是存損傷的血管產生大量的痰熱凝滯。雖然上述方式可能快速改善視網膜出血的狀況，但是長期下來會影響到微血管健康度。

至於雷射治療則是在視網膜上面產生比較大量的熱累積與燒灼傷，局部的燒灼產生血瘀來達到視網膜瘢痕反應而固定視網膜。這些治療對眼睛本身都有一部分的損傷。但兩權相害取其輕，在緊急的情況下還是需要接受緊急的處置。

眼內注射及雷射治療之後，仍需要依照體質及治療後所導致的眼睛局部與經絡的損傷來治療，才能確保後續病情的恢復。

Q：眼睛手術常見後遺症如何改善？

解答：眼睛手術後可能會出現一些常見的後遺症包括：

·**乾眼症**：手術後的乾眼症與一般情況的不完全相同，手術後比較多可能會造成血脈與經絡的損傷。治療時，除考慮到水分的生成以及耗散之外，還得考慮到淚液輸送問題。另外，某些手術可能會傷到結膜，也有可能會影響瞼板腺的油脂分泌，導致乾眼症。

·**角膜水腫**：部分手術可能會傷眼睛的角膜，角膜水腫治療

並不容易，眼角膜是人體中唯一沒有直接血液供應的組織，所以組織內的水腫不容易經由血液循環系統排出，除中醫治療之外，可能需要配合眼藥水使用。

‧**視網膜水腫**：是術後的潛在併發症，手術可能引發眼內的炎症反應，或是影響到視網膜血管的通透性，也可能因眼壓急劇變化影響視網膜循環導致水腫。通常西醫眼科的藥物使用會抑制視網膜水腫的機會發生，但配合中醫治療，也可以加速視網膜水腫排出。

‧**光敏感**：通常手術後的光敏感原因來自眼睛乾澀，所以當水分補充足夠，眼睛乾澀的狀況就會改善。少部分的患者會是手術後耗傷腎氣導致神經過度敏感，這時可考慮補腎水、滋陰血的方式來改善。

‧**視力波動**：視力波動的原因很多，可能是因為眼睛乾澀，或不適應眼睛術後的狀況，或者也可能是受精神狀況影響。除了改善眼睛供血量以及水分分布之外，可以考慮補心氣與安神定志的處方。

‧**眼部感染**：通常眼部感染是來自於術後照護不當，所以保持眼部周邊的清潔非常重要。

無論眼睛的手術、雷射或是眼內注射的治療方式，都會在胸口心脈以及眼睛局部造成損傷。因為每個人損傷的狀況不一樣，所以需要依照臨床的狀況進行調整以及治療。

Q：眼科手術後眼鏡應該要怎麼選擇？墨鏡與偏光鏡片哪一個比較好？

解答：選擇合適的眼鏡，無論是日常配戴的眼鏡還是墨鏡，都需要考慮多種因素，以確保眼睛的健康和視力的最佳保護。

如果有視力矯正的需求，需要依照視力狀況，例如：近視、遠視、散光或老花選擇適合的度數進行眼科檢查。鏡片的材質方面則可依使用需求，玻璃鏡片通常比較清晰、抗刮，但比較重且容易碎。鏡片的塗層有分層防紫外線塗層、防藍光塗層、抗反光塗層等，需依照使用情況做選擇。

墨鏡具有防紫外線的功能，但應該選擇標明 100％抗 UVA 和 UV 的墨鏡。此外，鏡片的顏色主要影響光線過濾，通常灰色、墨綠色或棕色鏡片可以保持真實顏色，橘黃色或琥珀色的鏡片可以增強對比度，即使劇烈運動也較不會受到影響；但不建議使用藍色鏡片，以避免能量較高的藍色可見光進入眼睛。

偏光鏡片可以減少來自水平表面的反光，提供更清晰的視覺效果，且可以增強對比度，減少眼睛疲勞，特別適合戶外活動、駕駛、釣魚和滑雪使用，但通常售價較昂貴。因此，仍需視實際使用情況選擇。

在挑選眼鏡時，應根據視力需求、鏡片材質、使用目的以及個人風格來做選擇。墨鏡和偏光鏡片各有其優點，具體選擇取決於不同的使用環境和需求。對於日常防護，墨鏡已足夠提供基本的眼睛保護；但在強烈反光的情況下，偏光鏡片則更為理想。無論選擇哪種鏡片，都必須確保其具備有效的防紫外線功能，這是保護眼睛免受紫外線傷害的基本要求。

Q ：眼睛手術後還需要繼續治療或是保養嗎？

解答：手術作為治療的一種方式，有時候目的並非完全治癒疾病，而是為了控制病情的進一步發展。在眼科領域，常見的手術方式如青光眼的小樑網切除術、視網膜剝離或裂孔的玻璃體切除術，主要目的是控制眼壓，防止視神經受損，或減緩視網膜因玻璃體牽拉而脫離的風險。然而，即使手術成功降低了眼壓，在某些情況下，眼壓仍可能再次上升，或因手術後的沾黏導致眼壓快速升高。

玻璃體切除術雖然能暫時解決視網膜的牽拉問題，但如果身體其他部位出現新的牽拉力，或是原先產生視網膜拉扯的問題尚未解決，仍可能導致視網膜再次剝離或形成新的裂孔。

此外，白內障的水晶體置換術主要是改善因晶體混濁引起的視力模糊，但術後可能會出現眼睛乾澀或嚴重老花問題。眼睛乾澀的情況可以通過中醫治療改善，而老花眼則可能需要調整用眼習慣，並根據實際的驗光度數選擇合適的眼鏡。

手術後，不論症狀是否改善，如果導致眼病的根本原因未得到解決，之後仍有可能在特定條件下出現其他眼病，或使原有的眼病再次復發。

任何侵入性的眼部治療，包括：眼球內注射藥物、雷射光凝固、光動力治療等都有可能加速白內障形成。對於因外傷或手術引起的白內障，目前的治療效果尚不理想，但通過中醫治療，仍有部分案例可以延緩白內障的發展。

眼睛是一輩子都需要保護的器官。如果眼睛出現了疾病並接

受治療，應重新檢視自己的用眼習慣，並找出可能導致眼病的機制，進行預防和保護，避免出現更嚴重的眼病。至於是否繼續治療，則取決於每個人對症狀的忍受程度和個人選擇。

Q：眼藥水可以跟中藥一起用嗎？中藥有眼藥水嗎？

　　解答：眼藥水的作用機制與中醫治療眼部疾病的觀念有所不同。雖然眼藥水可以緩解局部症狀，但眼部疾病的根本原因通常來自於五臟六腑失調。因此，使用眼藥水與中醫治療並不衝突，患者可以在使用眼藥水的同時，服用中藥或接受針灸治療。

　　然而，某些情況使用眼藥水可能會使眼部疾病惡化，特別是自行使用來路不明的眼藥水或成藥，可能會加重眼疾。這時應根據臨床觀察，評估個人狀況，有時可能需要暫停使用眼藥水，以便更清楚地顯現問題，從而有助於診斷和治療。

　　例如：降眼壓的眼藥水可能會引起副作用，如異物感、刺痛、灼熱、疼痛，甚至結膜充血。現代醫學認為，眼壓升高會壓迫視神經，如果患者對藥物過敏或副作用過於嚴重，可能需要暫停使用眼藥水，重新評估並查明眼壓升高的原因，以從根本上解決視神經壓迫的問題。

　　過量使用類固醇眼藥水可能會加速白內障形成，如果眼部炎症已經得到控制，應在醫師的指導下減少使用。在臨床實踐中，會根據患者的情況建議減少或停止使用眼藥水，並採用中醫方法來減輕藥物的副作用，改善眼睛的正常代謝途徑，防止因藥物副作用引發的眼部疾病。

由於法規限制，傳統中醫目前並無眼藥水產品。如果要將中藥製成眼藥水，必須申請新藥開發，但新藥開發所需的時間、人力和資金遠超過目前中藥廠的能力。因此，台灣市場上尚無經食藥署認證的中藥眼藥水。

雖然香港或中國有一些中藥眼藥水，但由於藥物成分不明確，以及考量藥廠信任度，我不建議自行使用中藥眼藥水。同理，其他國家的自然醫學眼藥水也應該在詳細且嚴格審查後使用。

Q：眼睛熱敷可以用毛巾嗎？熱敷眼罩適合嗎？什麼情況下要冷敷眼睛？

解答：有些人會誤以為熱敷的溫度應該越高越好，並自行使用熱毛巾來進行熱敷。事實上，熱敷的效果與溫度的控制和穩定性密切相關；隨著時間推移，熱度會逐漸散失，如果熱敷溫度無法保持恆定，改善的效果可能並不理想。

通常熱敷的最佳溫度應控制在攝氏 42 度左右；如果超過攝氏 45 度，結膜可能會因為溫度過高受到損傷。此外，熱敷的時間若無法保持穩定，效果也會打折扣。因此，我建議使用蒸氣眼罩或熱敷眼罩，將溫度維持在攝氏 42 度左右，並持續 10 到 15 分鐘。

如果眼睛已經出現充血或灼熱的情況，熱敷可能會使充血加重；這時可以考慮使用冷水毛巾進行冷敷，但不應直接使用冰塊冷敷。溫度過低可能會損傷眼睛或周圍組織導致氣血凝滯。

市面上還有一些溫熱蒸氣噴出的霧化眼罩或氣壓按摩、指壓按摩眼罩。使用這些產品時需要謹慎評估。例如，霧化蒸氣眼罩

需要確保溫度不過高，並且使用的水質必須乾淨，以免水分滲透至眼睛內部引發潛在的併發症。至於按摩眼罩，由於每個人的眼睛大小和眼眶距離不同，這類產品可能並不適合所有人，按摩的力道過強或過弱都可能造成損傷。

與其依賴按摩眼罩，不如在清潔的前提下，用自己的雙手揉按眼周穴位進行刺激，可能比使用電動按摩眼罩更有效果。

Q：眼睛按摩有哪些需要注意的地方？

解答： 在按摩眼眶前，務必先徹底清洗雙手並修剪指甲，特別確保面部以及眼睛周邊區域的乾淨。眼周皮膚非常的細膩而且脆弱，按摩時應使用輕柔的力道，選擇適合的穴位。每次按摩時間不宜過長，通常每次 2 到 5 分鐘即可。需要按摩至痠脹感，沒有痠脹感效果可能會打折扣；但不應該按壓到瘀青，過大的壓力可能會損傷眼周組織，反而造成不利的影響。

按摩穴位可以幫助舒緩眼睛疲勞，改善血液循環；但如果按摩過度頻繁或過長，可能導致眼部過度刺激。如果眼睛有紅、腫、發炎、結膜炎或是其他眼部疾病時，需要依照醫師的專業建議進行眼部按摩。

在進行眼部按摩時，可以配合深呼吸，能有效地幫助全身放鬆，增加氣血循環，以提升按摩效果。

眼眶內及眼球的按摩則需要由專業的中醫師進行操作，一般不建議自行按壓，以免導致眼睛的損傷。

眼癒力
中醫眼科診治照護，治療 + 保健一次看明白（最新增訂版）

作　　者 / 林佑彥
選　　書 / 林小鈴
主　　編 / 陳雯琪

行銷經理 / 王維君
業務經理 / 羅越華
總 編 輯 / 林小鈴
發 行 人 / 何飛鵬
出　　版 / 原水文化
　　　　　城邦文化事業股份有限公司
　　　　　台北市南港區昆陽街 16 號 4 樓
　　　　　電話：(02) 2500-7008　傳真：(02) 2502-7676
　　　　　E-mail：bwp.service@cite.com.tw
發　　行 / 英屬蓋曼群島商家庭傳媒股份有限公司城邦分公司
　　　　　台北市南港區昆陽街 16 號 8 樓
　　　　　讀者服務專線：02-2500-7718；02-2500-7719
　　　　　24 小時傳真服務：02-2500-1900；02-2500-1991
　　　　　讀者服務信箱 E-mail：service@readingclub.com.tw
　　　　　劃撥帳號：19863813
　　　　　戶名：書虫股份有限公司

香港發行所 / 城邦（香港）出版集團有限公司
　　　　　香港灣仔駱克道 193 號東超商業中心 1F
　　　　　電話：(852) 2508-6231　傳真：(852) 2578-9337
　　　　　E-mail：hkcite@biznetvigator.com
馬新發行所 / 城邦（馬新）出版集團 Cite (M) Sdn Bhd
　　　　　41, Jalan Radin Anum, Bandar Baru Sri Petaling, 57000 Kuala Lumpur,
　　　　　Malaysia.
　　　　　電話：(603)90563833 傳真：(603)90576622 E-mail：services@cite.my

封面 / 徐思文
版面設計、內頁排版 / 徐思文
製版印刷 / 卡樂彩色製版印刷有限公司
2020 年 9 月 22 日初版
2025 年 1 月 20 日二版 1 刷
Printed in Taiwan 定價 480 元
ISBN：978-626-7521-31-1（平裝）
ISBN：978-626-7521-38-0（EPUB）

國家圖書館出版品預行編目 (CIP) 資料

眼癒力：中醫眼科診治照護, 治療＋保健一次看明
白 / 林佑彥著 . -- 二版 . -- 臺北市：原水文化, 城邦
文化事業股份有限公司出版：英屬蓋曼群島商家庭
傳媒股份有限公司城邦分公司發行, 2025.01
　　面；　公分 . -- (舒活家；HD2044X)
ISBN 978-626-7521-31-1(平裝)
1.CST: 中醫 2.CST: 眼科
　413.51　　　　　　　　　　113018498

護眼筆記